U0276192

"十二五"普通高等教育本科国家级规划教材配套教材

国家卫生和计划生育委员会"十二五"规划教材配套教材
全国高等医药教材建设研究会"十二五"规划教材配套教材

全国高等学校配套教材
供医学检验技术专业用

临床生物化学检验技术实验指导

主 编 倪培华

副主编 赵云冬 梅传忠

编 者（以姓氏笔画为序）

马建锋（南京医科大学） 赵云冬（北华大学医学部）

邢 艳（川北医学院） 段 勇（昆明医科大学）

毕 堑（贵阳医学院） 侯 敢（广东医学院）

刘忠民（广州医科大学） 倪培华（上海交通大学医学院）

刘继英（天津医科大学） 浦 春（皖南医学院）

李 莉（上海交通大学医学院） 梅传忠（蚌埠医学院）

李贵星（四川大学华西临床医学院） 熊 燏（海南医学院）

林孟戈（福建医科大学）

人民卫生出版社

图书在版编目（CIP）数据

临床生物化学检验技术实验指导/倪培华主编. —北京：
人民卫生出版社,2015

全国高等学校医学检验专业第六轮暨医学检验技术专业
第一轮规划教材配套教材

ISBN 978-7-117-20310-4

Ⅰ.①临… Ⅱ.①倪… Ⅲ.①生物化学-医学检验-医学
院校-教学参考资料 Ⅳ.①R446.1

中国版本图书馆 CIP 数据核字(2015)第 031674 号

人卫智网	www.ipmph.com	医学教育、学术、考试、健康，购书智慧智能综合服务平台
人卫官网	www.pmph.com	人卫官方资讯发布平台

临床生物化学检验技术实验指导

主　　编：倪培华
出版发行：人民卫生出版社（中继线 010-59780011）
地　　址：北京市朝阳区潘家园南里 19 号
邮　　编：100021
E - mail：pmph @ pmph.com
购书热线：010-59787592　010-59787584　010-65264830
印　　刷：三河市尚艺印装有限公司
经　　销：新华书店
开　　本：787×1092　1/16　印张：10
字　　数：250 千字
版　　次：2015 年 3 月第 1 版　2025 年 1 月第 1 版第16次印刷
标准书号：ISBN 978-7-117-20310-4
定　　价：23.00 元

打击盗版举报电话：010-59787491　E-mail：WQ @ pmph.com
质量问题联系电话：010-59787234　E-mail：zhiliang @ pmph.com

前　言

　　《临床生物化学检验技术实验指导》是《临床生物化学检验技术》的配套实验教材,是在钱士匀教授主编《临床生物化学检验实验指导》(第4版)的基础上进行更名、修订和编写。本教材适用于医学检验技术专业四年制本科和成人教育本科学生的实验教学使用,教材中实验内容各院校可根据本校的实际情况选择开设。

　　本教材编写遵循医学检验技术专业培养目标,适应新世纪医学教育模式的要求,注重学生的基本知识、基本临床实践技能和初步科研能力的培养,同时体现简洁、实用的指导思想。教材内容符合面向社会需求的医学检验技术专业复合型人才基本要求。教材共分5章,计63个实验,每个实验包括实验原理、试剂与器材、操作、结果计算、参考区间、注意事项及思考题。

　　为强调学生综合能力和创新能力的培养提高,本教材增加了临床检验综合性/设计性实验内容和部分临床上新的、成熟实用的实验内容,同时改变了原按物质代谢和疾病种类编排模式,提出了以技术和能力培养为主线,构建了基本技能性、综合应用性和设计创新性模块,并整合了部分章节,缩减了编写篇幅。

　　本教材在编写思路、内容选择及编写过程中,得到全国高等学校医学检验技术专业教学教材建设指导委员会的支持和指导,同时得到医学检验界许多专家的指点和帮助,在此表示衷心的感谢。

　　本教材由长期从事临床生物化学检验技术教学和临床实践工作的教师共同编写,但由于医学检验学科发展迅速,内容涉及广泛,加之编者水平有限,有疏漏和不当之处,敬请各位同行专家和读者提出宝贵意见和建议,以便再版时修改完善。

倪培华

2015年1月

目　录

第一章　临床生物化学检验实验室基本知识 ……………………………………………… 1

　第一节　实验室基本知识 ……………………………………………………………… 1

　　　一、临床生物化学实验室一般规则 …………………………………………… 1

　　　二、临床生化检验的申请方式及检验流程 …………………………………… 1

　　　三、玻璃器皿的清洗、使用和校正 …………………………………………… 2

　　　四、移液器的使用及校正 ……………………………………………………… 5

　　　五、临床生物化学检验实验用水 ……………………………………………… 6

　　　六、临床生物化学检验实验室安全 …………………………………………… 8

　第二节　临床生物化学检验实验报告的书写 ………………………………………… 9

　　　一、实验报告的书写要求 ……………………………………………………… 9

　　　二、实验报告的书写内容 ……………………………………………………… 10

第二章　临床生物化学检验基本技能实验 …………………………………………… 11

　第一节　光谱分析技术 ………………………………………………………………… 11

　　　实验1　721型分光光度计性能检查 …………………………………………… 11

　　　实验2　血红蛋白及其衍生物吸收光谱分析 ………………………………… 13

　　　实验3　荧光光度法测定β-N-乙酰氨基葡萄糖苷酶含量 …………………… 14

　　　实验4　原子吸收光谱法测定血清锌含量 …………………………………… 16

　　　实验5　双波长比色法测定茶碱 ……………………………………………… 18

　第二节　电泳技术 ……………………………………………………………………… 20

　　　实验6　醋酸纤维素薄膜电泳法测定血清蛋白质 …………………………… 20

　　　实验7　琼脂糖凝胶电泳法测定乳酸脱氢酶同工酶 ………………………… 23

　　　实验8　聚丙烯酰胺凝胶电泳法分离尿液蛋白质 …………………………… 25

　　　实验9　等电聚焦电泳分离血红蛋白 ………………………………………… 27

　第三节　层析技术 ……………………………………………………………………… 28

　　　实验10　凝胶层析分离血红蛋白及鱼精蛋白 ……………………………… 28

　　　实验11　亲和层析分离豌豆凝集素及鉴定 ………………………………… 30

　　　实验12　DNS-氨基酸双向聚酰胺薄膜层析 ………………………………… 31

　　　实验13　离子交换层析法分离混合氨基酸 ………………………………… 32

　　　实验14　微柱法测定血清糖化血红蛋白 …………………………………… 34

　　　实验15　凝集素亲和层析法测定骨型碱性磷酸酶 ………………………… 35

　　　　实验 16　高效液相色谱法同时测定血浆苯巴比妥、苯妥英及卡马西平 …… 37

第四节　离心技术 ……………………………………………………………… 38
　　　　实验 17　红细胞膜的制备 …………………………………………… 38
第五节　电化学技术 …………………………………………………………… 39
　　　　实验 18　离子选择性电极法测定血清钾、钠、氯、钙离子 …………… 39
　　　　实验 19　血气分析 …………………………………………………… 41
第六节　免疫化学技术 ………………………………………………………… 44
　　　　实验 20　免疫透射比浊法测定 C-反应蛋白 ……………………… 44
　　　　实验 21　免疫透射比浊法测定脂蛋白(a) ………………………… 45
　　　　实验 22　免疫透射比浊法测定血清胱抑素 C …………………… 47
　　　　实验 23　散射免疫比浊法测定血(尿)α_1-微球蛋白 …………… 48
　　　　实验 24　透射免疫比浊法测定心肌肌红蛋白 ……………………… 49
　　　　实验 25　化学发光免疫法测定心肌肌钙蛋白 T …………………… 50
　　　　实验 26　化学发光酶免疫法测定地高辛 …………………………… 51

第三章　临床生物化学检验常规应用实验 …………………………………… 53
第一节　化学法测定实验 ……………………………………………………… 53
　　　　实验 27　果糖胺法测定血清糖化白蛋白 ………………………… 53
　　　　实验 28　双缩脲法测定血清总蛋白 ………………………………… 54
　　　　实验 29　溴甲酚绿法测定血清白蛋白 ……………………………… 56
　　　　实验 30　改良 J-G 法测定总胆红素和结合胆红素 ……………… 58
　　　　实验 31　碱性苦味酸法测定肌酐 …………………………………… 60
　　　　实验 32　碘-淀粉比色法测定血清(浆)淀粉酶 …………………… 62
　　　　实验 33　磷酸苯二钠比色法测定血清碱性磷酸酶 ………………… 63
　　　　实验 34　甲基麝香草酚蓝比色法测定血清镁离子 ………………… 65
第二节　酶促反应法测定实验 ………………………………………………… 66
　　　　实验 35　葡萄糖氧化酶法测定血清(浆)葡萄糖 ………………… 66
　　　　实验 36　磷酸甘油氧化酶法测定血清(浆)甘油三酯 …………… 68
　　　　实验 37　胆固醇氧化酶法测定血清(浆)总胆固醇 ……………… 69
　　　　实验 38　磷钨酸-镁沉淀法测定血清高密度脂蛋白-胆固醇 …… 71
　　　　实验 39　表面活性剂清除法测定血清低密度脂蛋白-胆固醇 …… 72
　　　　实验 40　胆红素氧化酶法测定血清总胆红素和结合胆红素 …… 74
　　　　实验 41　酶循环法测定血清总胆汁酸 ……………………………… 75
　　　　实验 42　尿酸酶-过氧化物酶偶联法测定血清尿酸 ……………… 77
　　　　实验 43　脲酶-谷氨酸脱氢酶偶联速率法测定血清尿素 ………… 78
　　　　实验 44　肌氨酸氧化酶法测定血清肌酐 …………………………… 80
第三节　连续监测法测定酶活性实验 ………………………………………… 81
　　　　实验 45　连续监测法测定血清丙氨酸氨基转移酶 ………………… 81
　　　　实验 46　连续监测法测定血清碱性磷酸酶 ………………………… 83

第四章　临床生物化学检验综合应用实验 ·· 85

　第一节　方法学评价实验 ·· 85

　　一、准确度的评价 ·· 85

　　实验 47　回收试验 ·· 85

　　实验 48　干扰试验 ·· 87

　　实验 49　方法比较试验 ·· 88

　　二、精密度的评价 ·· 91

　　实验 50　批内重复性试验 ·· 92

　　三、检测低限的评价 ·· 94

　　实验 51　检测低限试验 ·· 94

　　四、线性范围评价 ·· 95

　　实验 52　线性范围评价试验 ·· 95

　第二节　临床生物化学检验仪器性能评价实验 ·· 97

　　实验 53　自动生化分析仪性能初步评价实验 ·· 97

　　实验 54　自动生化分析仪 340nm 波长实际 K 值测定 ·············· 100

　　实验 55　自动生化分析仪时间反应曲线实验 ·· 102

　第三节　临床生物化学检验质量控制 ·· 102

　　实验 56　室内质量控制实验 ·· 102

　　实验 57　室间质量评价实验 ·· 105

第五章　临床生物化学检验综合性/设计创新实验 ·· 108

　　实验 58　酶的分离纯化与酶动力学分析实验 ·· 110

　　实验 59　溶血、黄疸、脂血对血清肌酐测定的干扰评价 ·············· 120

　　实验 60　糖尿病的实验诊断与鉴别诊断 ·· 125

　　实验 61　肾脏疾病诊断与鉴别诊断 ·· 131

　　实验 62　急性胰腺炎诊断与鉴别诊断 ·· 136

　　实验 63　急性心肌梗死的实验诊断与鉴别诊断 ·· 138

附录 ·· 142

　附录 1　临床生物化学检验常用缓冲液的配制 ·· 142

　附录 2　临床生物化学检验常用英文术语缩写 ·· 147

参考文献 ·· 152

第一章
临床生物化学检验实验室基本知识

第一节 实验室基本知识

一、临床生物化学实验室一般规则

1. 实验前必须预习实验指导和有关理论,明确实验目的、原理、预期的结果,操作关键步骤及注意事项。

2. 不得穿拖鞋、背心出入实验室。若必要时穿戴隔离衣。

3. 保持实验室安静,保持实验台整洁,无用的物品不要放在实验台上,试剂、仪器应整齐按次序放置。

4. 实验时要严肃认真,专心操作,爱护仪器,节约药品、试剂、蒸馏水、煤气、电等;贵重仪器,如生物化学分析仪、离心机等,使用前应熟悉使用方法,严禁随意开动;公用物品用毕后放回原处,不得私自占有。

5. 注意安全操作,避免事故。使用乙醚、苯、乙醇等易燃有机溶剂时,须远离火源,不许直接在电炉、酒精灯上加热。如有火险发生应先关电源。有机溶剂着火时,勿用水浇泼,以免扩大燃烧面积,可用砂土或灭火器灭之。凡强酸、强碱及有毒液体,勿用口吸,吸取此类物品的吸管等不准乱甩,以免伤人。试管内容物加热时管口不要对着人。

6. 注意观察实验过程中出现的现象和结果,应及时将实验结果如实记录下来,并请老师当场审核,结果不良时,必须重做。

7. 实验完毕,须将试剂瓶排列整齐,整理好公用物品;固体废物如滤纸、玻璃纸、棉花、血块等不要倒入水池,以免堵塞水管;一般废液可倒入水池冲走,但强酸、强碱溶液必须用水大量稀释以免腐蚀水管;按各类仪器的清洗方法和要求将其清洗干净并收好,擦净实验台,请指导老师检查允许后方可离开。

8. 实验结束后,根据实验结果进行科学分析与处理,按要求完成实验报告,并及时交老师审阅。

二、临床生化检验的申请方式及检验流程

(一)临床生化检验的申请方式

检验申请单是医疗文件的重要组成部分,要求书写整洁、字迹清楚、术语确切、不得涂改。各项检查申请单由经治医师按规定逐项填写,眉栏项目不得遗漏,标明送检标本名称,送检标本上所贴号码应与申请单上的号码一致。申请单应书写临床诊断或初诊疾病名称、检查目的、申请日期、医师签全名或盖印章。急诊或需紧急检查项目,应在申请单右上角注明"急"字。对于电子检验申请单,经治医师同样需要认真、详细地填写上述相关信息。

（二）临床生化检验的检验流程（以血清标本为例）

1. 接收标本。

2. 预处理阶段：在收到标本后，按照条码组合进行分类处理，离心分离血清并对号入座将血清吸入检测杯，或直接将样品管按顺序放入样品盘。

3. 血清标本上机分析：在进行患者标本的检测时，需同时检测室内质控物，单个项目和小组合先安排，大组合和生化全项后安排，如有急检标本放到急检位置优先检测。

4. 结果报告与审核校对：全自动生化分析仪每完成一个组合的测定即给出结果，其结果实时传送到电脑系统，通过在电脑屏幕上根据条码收费项目逐一审核后打印出检验报告。

5. 报告单发出生物化学室，送至检验分单处，并由专人发往各个病房和门诊化验单发放处。

6. 如果医生对患者结果有疑问和反馈意见时，生化室工作人员应及时处理，并可逐级报告给组长、科主任。

（三）检验报告单的书写

1. 检验报告单应由主检化验员用蓝色或黑色圆珠笔填写（或打印），做到书写清晰。

2. 检验报告单格式应规范、统一，提供中文或中英文对照的检测项目名称，项目名称符合相关规定；采用国际单位或权威学术机构推荐单位，并提供参考范围。

3. 填写时应认真核对检验原始记录，做到数据完整准确，应包含充分的患者信息、标本类型、样本采集时间、结果报告时间等。

4. 检验报告单应有双签字（检验者和审核者）。

三、玻璃器皿的清洗、使用和校正

一个临床生化实验室，要保证检验结果有较好的准确性和较高的灵敏度，除检验人员应具备较好的基础理论知识和扎实的业务素质外，仪器和设备的完好状态、容量器皿的准确度和玻璃器材的清洁度都要达到一定的要求。一般实验要求玻璃器皿清洁透明，冲洗水沿器壁自然下流时不挂水珠，烘干后玻璃表面无可见的污渍。

（一）玻璃器皿的清洗

1. 新购置的玻璃器皿　新购置的玻璃器皿常附着游离的碱性物质，可先用大小合适的毛刷，用肥皂水（或去污粉）洗刷内外表面（内壁用旋转手法刷洗），用自来水冲洗至容器壁不挂水珠；再用 $1\% \sim 2\%$ 的盐酸浸泡 $4 \sim 6$ 小时，除去游离碱，用流水冲洗干净；最后用蒸馏水冲洗 $2 \sim 3$ 次，晾干或在烘箱内烘干备用。

2. 使用过的玻璃器皿的清洗　一般玻璃器皿如烧杯、试管、离心管等普通玻璃器皿可直接用大小合适的毛刷蘸洗衣粉刷洗，然后用流水冲洗，最后用蒸馏水漱洗 $2 \sim 3$ 次，倒置控干即可。凡不能用毛刷刷洗的容量类玻璃器皿，如容量瓶、刻度吸管等，在使用后应立即用自来水冲洗数次（勿使物质干涸），再用蒸馏水冲洗 $2 \sim 3$ 次晾干即可。如果仍然不干净，则须干燥后用铬酸洗液浸泡数小时，再用清水和蒸馏水冲洗。

传染性标本（如病毒、传染病患者的血清等）玷污过的器皿，应浸泡在杀菌剂（煤酚皂溶液或过氧乙酸等）中过夜，进行消毒后再清洗。

3. 比色皿　使用完毕立即用自来水反复冲洗干净，如有污物黏附冲洗不净时，可用盐酸或适当溶剂清洗。再用自来水反复冲洗干净，最后用蒸馏水冲洗干净，倒置于干净的滤纸上晾干备用。切忌用试管刷或粗糙的布或纸擦拭，以免损坏比色皿的透光度。应避免用较强的碱或强氧化剂清洗。

4. 玻璃量器的特殊处理方法

(1)被石蜡、凡士林或其他油脂类污染的玻璃量器要单独洗涤。洗涤前,首先去油脂(将量器倒放于具有强吸水力的几层厚纸上,置100℃烤箱中烘烤半小时,使油脂熔化用厚纸吸收,再置碱性溶液中煮沸趁热洗刷,即可去除油脂),然后再按一般洗涤要求进行。

(2)染料污染的玻璃量器,先用清水初步清洗,再置重铬酸清洁液或稀盐酸中浸泡可以除去;如使用3%盐酸乙醇溶液清洗,效果会更好。

(3)盛过强酸、强碱及高浓度试剂的玻璃量器,倾去液体后,应先用自来水冲洗数次,再放在一起洗涤。

(4)微量元素测定的一整套玻璃器皿应单独清洗,先以稀硝酸浸泡,再用去离子水冲洗。经过清洗之后的玻璃量器,其清洁与否的标志是当水面下降或上升时与器壁接触处形成正常的弯月面,水流出时器壁上无水珠附着。

5. 干燥 玻璃量器经洗涤清洁后,一般多放在晾架上倒挂自然干燥,也可置烤箱中80℃以下烤干。

6. 几种洗涤液的配制和应用 根据实验目的不同,洗涤液的种类和配制方法及冲洗方法也不同。应根据玻璃器皿污染源的不同而选择合适的洗涤液。

(1)重铬酸清洁液:配方有数种,可按需要选用,第三种配方的清洁能力最强(表1-1)。

表1-1 清洁液的配方

配方	1	2	3
重铬酸钾(g)	80	200	100
水(ml)	1000	500	200
粗浓硫酸(ml)	100	500	1000

配制时,先将重铬酸钾溶于热水(50℃左右)中,搅拌使其溶解,待冷后缓缓加入工业用浓硫酸,边加边搅拌,切勿过快,以免产生高热使容器破裂。切忌把重铬酸钾水溶液加入硫酸中。配制时,根据用量选用烧杯或耐酸陶瓷缸作为容器。

清洁液的腐蚀性强,用时注意不要溅在皮肤和衣服上,最好戴上防护眼镜。因其吸水性较强,故应加盖贮存,盛放清洁液的容器应放置在无人走动的固定位置。如果清洁液的颜色由棕黄色逐渐变为绿色,表示效力降低,应重新配制。

清洁液适用于事先清洗过但未能洗净的玻璃器皿,但需在器皿干燥后浸泡。未清洗或未消毒的器皿不要直接浸泡于清洁液中,否则会使清洁液迅速失效,降低洗涤能力。清洗时,将吸管、试管等玻璃器皿用耐酸塑料带扎紧后浸入,务必使管腔内注满清洁液。上述器皿浸泡时间应在12小时以上,然后取出,用流水冲洗干净,务必不要让酸液有残留。比色器皿不能刷洗,放在清洁液中浸泡6小时以上,清洁效果较好。

(2)乙二胺四乙酸二钠洗液:使用50~100g/L乙二胺四乙酸二钠溶液,加热煮沸可洗脱玻璃仪器内壁之白色沉淀物(钙、镁盐类)和不易溶解的重金属盐类。

(3)草酸洗液:可洗脱高锰酸钾之痕迹,如在草酸溶液中加入少量硫酸,则效果更佳。

(4)硫代硫酸钠洗液:可除去碘液污染,稀酸性硫代硫酸钠溶液还可除去高锰酸钾污渍。应根据玻璃器皿污染源的不同而选择合适的洗涤液。

（二）玻璃器皿的使用

1. 量筒 量筒不能用作反应容器,量筒的规格有 10ml、25ml、50ml、100ml、250ml、500ml、1000ml 等许多种,常用于不太精密的液体计量(量筒的测量误差约为其总容量的±0.01)。因为量筒的底座与筒身是焊接在一起的,所以不能用来量取温度过高的液体,更不能直接加热。

2. 容量瓶 容量瓶主要是用于把精密称量的物质配制成准确浓度的溶液,或是将准确容积及浓度的浓溶液稀释成准确浓度及容积的稀溶液。常用的容量瓶有 25ml、50ml、100ml、250ml、500ml、1000ml 等规格。容量瓶与瓶塞要配套使用,使用前应检查是否漏水。工作中不要一次性地将溶液加至刻度。用容量瓶配制溶液时,应先将固体试剂在烧杯中用溶剂溶解,再定量地转入容量瓶中,然后加溶剂稀释至标线。当溶剂加到快要接近标线时应停顿30秒左右,待瓶颈上部液体流下后,再小心地逐滴加入,直至溶液的弯月面最低点与标线相切;然后,反复倒转摇动,使溶液充分混匀。不许以任何形式对容量瓶加热;洗净后也不能放入烤箱中烘烤,否则可使其容积发生改变。

3. 有分度吸量管 有分度吸量管用于准确量取一定体积液体的玻璃量器。常用的有分度吸量管有 0.1ml、0.2ml、0.5ml、1ml、2ml、5ml、10ml 等规格。要根据需要吸取溶液的多少选择适当容量的吸量管,例如用 2ml 吸量管取用 0.1ml 溶液;或者需要 1ml 溶液用 0.5ml吸量管吸取 2 次,均可扩大误差范围,影响实验结果。使用时应分清吸量管的类型,量入式为包含量吸量管,用 TC(to contain)表示;量出式为泻出量吸量管,用 TD(to deliver)表示。TC 吸量管使用时则需吹出最后的余滴;TD 吸量管使用时液体自然泻出后不吹,仅在管壁上停留数秒钟,使管内液体不再流出为止。

用吸量管移取溶液时,应规范操作,读数或放液时,吸量管则必须保持垂直。移取溶液时,用右手的大拇指和中指拿住管上方,环指和小指分置吸量管前后协助固定,示指向上配合左手操作。吸量管下端插入溶液中 1cm 左右(以免外壁黏附太多的液体),左手用吸耳球慢慢将溶液吸入管内。当液面升高到刻度以上时,立即用右手的示指按住管口,将吸量管下口提出液面,管的末端靠在盛溶液器皿的内壁上,略为放松示指,使液面平稳下降,直到溶液的弯月面与标线相切时,立即用示指压紧管口,使液体不再流出。取出移液管(吸量管),以干净滤纸片或纸巾擦去吸量管末端外部的溶液,然后插入承接溶液的器皿中,使管的末端靠在器皿内壁上。此时吸量管应垂直,承接的器皿倾斜,松开示指,让管内溶液自然地沿器壁流下(放液时不可用吹气的方法加快流速),等待 10~15 秒后,拿出吸量管。

（三）玻璃器皿的校正

将待校正的玻璃仪器清洗干净并干燥,准确称量其重量,然后加入蒸馏水或去离子水至刻度线,再称重,并测量此时水的温度。两次的重量差即为仪器中水的重量,再用该温度时水的密度(表1-2)除水的重量,就可得到待校正玻璃仪器的容积,重复三次求平均值。如果实测值与标称值间的差值在允许偏差范围内,则可继续使用,否则将真实值记录在瓶壁上,以备计算时校正用。

表1-2 不同温度时水的密度

温度(℃)	密度(g/ml)	温度(℃)	密度(g/ml)	温度(℃)	密度(g/ml)
10	0.99839	17	0.99765	24	0.99639
11	0.99831	18	0.99750	25	0.99618

温度(℃)	密度(g/ml)	温度(℃)	密度(g/ml)	温度(℃)	密度(g/ml)
12	0.99823	19	0.99734	26	0.99594
13	0.99814	20	0.99718	27	0.99570
14	0.99804	21	0.99700	28	0.99545
15	0.99793	22	0.99680	29	0.99519
16	0.99780	23	0.99661	30	0.99492

四、移液器的使用及校正

移液器也叫加样器,为精密量器,具有使用方便、重复性好、残留液少等优点。移液器的移液量程一般在数微升至数毫升之间,常用的移液器规格有 $0.1 \sim 10\mu l$、$1 \sim 100\mu l$、$1 \sim 250\mu l$、$1 \sim 1000\mu l$、$1 \sim 5000\mu l$ 等许多种。移液器是利用活塞的定程运动形成的负压来完成整个吸液过程的,活塞移动的距离由调节轮控制螺杆机构实现,即活塞移动的距离就是设定的样品液量。移液器下段为可装卸可更换的吸液嘴,用移液器上方的"推进按钮"定量采取液体。移液器有固定式和可调式两种。移液器只能在特定的量程范围内使用,在使用可调式移液器时,需要用选择旋钮先将容量调至所需容量刻度上。

(一)可调式移液器的使用

1. 用螺杆调整要求的容积,螺杆上刻痕对着本体上的刻线就是所需的容积。

2. 在移液器下端吸液杆上安装一个与吸取量匹配的吸液嘴,轻轻扭转使其套紧保证气密,以免液体漏出或取液不准。

3. 用拇指按移液器的按钮到感觉有阻力时保持不动,将移液器吸液嘴垂直浸入到样品液中 $1 \sim 3mm$ 深度。

4. 释放移液器的按钮,使之慢慢地回复,决不允许突然松开。

5. 移液器吸液嘴在样品液中停留 $1 \sim 2$ 秒,保证取样的应有容积全部吸入吸液嘴中。

6. 从样品液中撤回吸液嘴,目测吸入液体体积是否合理,注意不要有气泡,将沾在吸液嘴外表面的溶液用滤纸或纸巾仔细地擦掉,注意不要接触到吸液嘴孔。

7. 排出样品溶液时,吸液嘴对着接受容器的内侧面放置,成 $15° \sim 20°$ 角倾斜,将按钮向下按到第一静止点(第一挡位),停留 $1 \sim 2$ 秒,再将按钮向下按到第二静止点(第二挡位),排出尖头中的残液。以上动作需连贯一致,千万不可在排液时,将按钮按至第一挡就放松按钮,以避免加液不准。

8. 将吸液嘴沿着容器壁向上滑动,小心地从容器中撤回移液管。

9. 释放移液管的按钮,旋转螺杆其返回到最大刻度线位置,以免损坏弹簧。

10. 按动去头杆,去掉已用过的吸液嘴。

移液器使用时,应注意以下事项:①移液器是精密量器,应轻拿轻放。②使用时吸液嘴与吸液杆的连接必须匹配密合,避免将移液器直接与液体接触,防止液体直接进入吸液杆管腔腐蚀移液器内的器件。③吸液嘴在使用前须经湿化,即在正式吸液前将所吸溶液吸放 $2 \sim 3$ 次。湿化前后实际容量和排出量均有显著差异。④当加样器中有溶液时,不得倒放,必须垂直放置。⑤移液器每年应检验校准 $2 \sim 3$ 次,以保证加样的准确性。

（二）可调式移液器的校正

移液器每年应检验校正 2～3 次，以保证加样的准确性。其校正方法如下：校正时要求室温 20℃，按正规操作吸取蒸馏水，并称其蒸馏水重量，同样记下蒸馏水重量及水温（也可用水银代替水）；计算出容积及校正值，若相对百分误差大于 ±2% 时，应进行调整。调整后，必须再进行检测，直至加样器能正确给出调整的容积。

五、临床生物化学检验实验用水

水是实验室的一种基本试剂，仪器、玻璃器皿的洗涤，样品的稀释，试剂的配制等都需要用水处理，因此实验用水的质量与检验质量密切相关。

（一）实验用纯水的制备方法

天然水中含有许多杂质，经简单的物理、化学方法处理，除去悬浮物质和部分无机盐即得到自来水。天然水和自来水经蒸馏、电渗析等处理，除去杂质，即成实验用纯水。

1. 蒸馏法　蒸馏法制备纯水的原理是利用水与杂质的沸点不同，用蒸馏器蒸馏而得。将自来水（或天然水）在蒸馏器中加热汽化，然后冷凝水蒸气即得蒸馏水。蒸馏水是实验室中常用的较为纯净的洗涤剂和溶剂。蒸馏法制水耗能大，冷却水消耗亦多，同时需注意管道的清洁。蒸馏水在 25℃ 时其电阻率为 $1 \times 10^5 \Omega/cm$ 左右。

2. 离子交换法　当水流过装有离子交换树脂的交换器时，水中的杂质离子通过离子交换柱（内装阴、阳离子交换树脂）被除去的方法称离子交换法。

离子交换树脂是一种人工合成的带有交换活性基团的多孔网状结构的高分子化合物，在网状结构的骨架上，含有许多可与溶液中的离子起交换作用的"活性基团"。根据树脂可交换活性基团的不同，离子交换树脂被分为阳离子交换树脂和阴离子交换树脂两大类。当水通过阳离子交换树脂时，水中的 Na^+、Ca^{2+} 等阳离子与树脂中的活性基团（—H^+）发生交换；当水通过阴离子交换树脂时，水中的 Cl^-、SO_4^{2-} 等阴离子与树脂中的活性基团（—OH^-）发生交换。所以离子交换法制备纯水时的过程是水中的杂质离子先通过扩散进入树脂颗粒内部，再与树脂的活性基团中的 H^+ 和 OH^- 发生交换的过程。

由于树脂是多孔网状结构，具有很强的吸附能力，可以同时除去电中性杂质，又因交换柱本身就是一个很好的过滤器，所以颗粒杂质可以一同除去。本法得到的去离子水纯度较高，25℃ 时电阻率达 $5 \times 10^6 \Omega/cm$ 以上。

3. 渗透法　电渗透法是将自来水通过电渗析器，除去水中阴、阳离子，实现净化的方法。电渗析器主要由离子交换膜、隔板、电极等组成。离子交换膜是整个电渗析器的关键部分，是由具有离子交换性能的高分子材料制成的薄膜。阳离子交换膜（阳膜）只允许阳离子通过，阴离子交换膜（阴膜）只允许阴离子通过。电渗析水的电阻率一般在 $10^4 \sim 10^5 \Omega/cm$。本法适用于处理含有离子杂质较多的水，如海水淡化。

4. 活性炭吸附法　活性炭吸附法是采用装有活性炭柱处理自来水，去除有机物的方法。其原理是利用活性炭过滤器的孔隙大小，以及有机物通过孔隙时的渗透率来达到去除有机物的目的。该法是各种制备纯水配套的一种措施。

5. 超滤膜法　超滤膜法是采用超滤膜去除供水中的悬浮物的方法，可截留大部分某种特定大小以上的分子，包括胶质、自由微生物和热源等；所得的水需进一步纯化。

6. 纯水器系统　目前多采用本法制备纯水，纯水器是有效地把纯化水技术的工作原理集中在一台纯水机上，其基本装置系用滤膜预处理系统的供水、结合炭吸附和离子交换处理,最后以孔径 $0.45\mu m$ 的滤膜除去微生物。为了延长滤芯、反渗膜、交换柱的使用寿命,一般以初级反渗水作为水源,所制备的超纯水用于要求较高的试验,如精密仪器分析,标准品、基准试剂配制,组织细胞培养,分子生物学及生命科学研究等。

(二)水的纯度检查

水的纯度检查首先用电导率仪测定其电导率或电阻率,然后可用特定试剂分别检测水中可溶性硅、Ca^{2+}、Mg^{2+}、Cl^-、SO_4^{2-} 等成分的含量。

1. 电阻率　用电导仪或兆欧表测定。用电导仪测得电导率,与电阻率可进行换算。电导是电阻的倒数,单位为西门子(S),即 $1S = 1\Omega^{-1}$;每厘米长的电导为电导率(S/cm)。电导仪表头读数单位为 $\mu S/cm$,$1\mu S/cm = 1 \times 10^{-6}S/cm$ 即当电导仪读数为 1 时,其电阻率为 $1 \times 10^6\Omega(1M\Omega)/cm$。

2. pH　按照酸度计操作规程严格测定。

3. 可溶性硅检验　硅能影响酶和微量元素的测定及电解质分析。可溶性硅定性检测方法如下:纯水 10ml 加入 1% 的钼酸溶液 15 滴,草酸硫酸混合液(4% 草酸 1 份加 4mol/L H_2SO_4 3 份)8 滴,摇匀,置室温 10 分钟,滴加 1% 硫酸亚铁溶液 5 滴摇匀,以不显蓝色为合格(≤0.05mg/L)。可溶性硅定量检测可采用原子吸收法进行检测。

4. 细菌菌落计数　通过常规菌落读数法进行检测,推荐平板法、过滤法和细菌采样法。

(三)实验用纯水的质量要求与用途

实验用纯水并非不含任何杂质,因此不同制备方法获得的纯水质量直接影响所配试剂的质量,影响实验结果的准确度和精密度。2008 年,中国国家技术监督局根据国际标准化组织(International Organization for Standardization,ISO)ISO 3696:1987《分析实验室用水规格和试验方法》,修订我国《分析实验室用水规格和试验方法》(GB6682-2008)。该标准对我国分析实验用水进行了规范,并将其分为三个级别(表 1-3)。

表 1-3　中国国家技术监督局 GB6682-92 标准

级别	Ⅰ级	Ⅱ级	Ⅲ级
pH(25℃)	—	—	5.0 ~ 7.5
电导率(25℃,mS/m)	≤0.01	≤0.10	≤0.50
比电阻(25℃,MΩ/cm)	≥10	≥1	≥0.2
可溶性硅(以 SiO_2 计,mg/L)	<0.01	<0.02	—
吸光度(254nm,1cm 光程)	≤0.001	≤0.01	—
可氧化物质(以氧计,mg/L)	—	≤0.08	≤0.4
蒸发残渣(105℃±2℃,mg/L)	—	≤1.0	≤2.0

1. 一级水(Ⅰ级水)　一级水可由二级水经过石英玻璃蒸馏水器或离子交换混合床处理后,再经 $0.45\mu m$(或 $0.22\mu m$)孔径的膜过滤来制备,基本去除了溶解或胶状的离子和有机污染物。一级水适用于最严格的分析需求如高压液相色谱分析、原子吸收光度法、火焰光度法、酶活性测定、电解质分析、血气分析、缓冲液及参比液的配制等。

2. 二级水(Ⅱ级水)　二级水可由多次蒸馏、离子交换或反渗透后连接蒸馏而成,无机物、有机物或胶体污染物含量非常低,适合于灵敏的分析。临床实验室大部分检测如生化、免疫、血液学、微生物检验等均使用二级水。

3. 三级水(Ⅲ级水)　三级水可由单级蒸馏、离子交换或反渗透制成。适用于玻璃器皿洗涤,要求不高的定性试验、尿液检验、组织切片、寄生虫检测、配制微生物培养基、高压灭菌等。

国内实验室用水通常可分为去离子水、蒸馏水(双蒸水)、超纯水三个级别。①蒸馏水:将水蒸馏、冷凝的水,经两次蒸馏的水称双蒸水,经三次蒸馏的水称三蒸水。水中可能含有与沸点相接近的物质,蒸馏法很难对其清除。一般试剂配制可用双蒸馏水。②去离子水:经过阴、阳离子交换柱去除杂质阴、阳离子。去离子水去掉的是离子化合物,没有离子化的有机物或微生物则不能被去除。一般的试验器皿器具的洗净用去离子水。③超纯水:通过数次高性能的离子交换树脂处理后经过微孔滤膜过滤,所得到水的电阻率可达 $18M\Omega/cm$,接近理论纯水的 $18.3M\Omega/cm$ 超纯水既无离子也无微生物,可用于分子克隆、DNA 测序、细胞培养等各种精细实验。

(四)实验用纯水的储存方法

在实际工作中,还应重视纯水的贮存、运输和使用过程,防止使纯水等级下降。一般选用聚乙烯或聚丙烯桶(瓶)贮存,实验室用水应该标明启用时间,长时间贮存可使水质下降;一级水需在使用前制备,不可贮存。使用时应避免一切可能的污染,切勿用手接触纯水或容器内壁;对制水设备的使用、维护及每日水质监控记录应严格管理。

六、临床生物化学检验实验室安全

临床生物化学实验室的特殊环境使得操作者经常面临一些安全隐患,包括各种污染和操作风险。例如在实验操作中常常使用易碎的玻璃器材和瓷质器皿,会用到煤气、电等高温电热设备,经常直接或间接地接触毒性很强、或有腐蚀性、或易燃易爆的化学药品和各种生物样品,因此必须十分重视安全防范工作,以防造成环境污染和危害身体健康。实验室的主要危害源有生物、化学、物理三大类,实验室安全防护主要涉及生物安全、化学安全和消防安全等。

(一)生物安全

所谓生物危险是指暴露于危险性微生物的机会。生物安全贯穿于实验的整个过程,从取样开始到所有潜在危险材料的处理。生物安全的保护对象包括自己、同事、社区和环境。

实验所用来自临床的标本是潜在的生物传染源,包括病毒、细菌等病原微生物对实验室人员的感染和周围环境的污染。临床生物化学检验常用的人体标本有血液、尿液、胸腔积液、腹水和脑脊液等,其中以血液标本最为常用。

血液成分受饮食、情绪、运动和体位等因素的影响,一般应在安静、空腹状态下采集血液标本。在标本采集前应根据实验目的、方法和要求选择合适的标本类型和抗凝剂,决定采血方法和采血量。采血用注射器、棉球等物品应放置在指定的容器内,切勿随意丢弃。

标本保存与处理方法是否适当,直接关系到检验结果的准确性和对环境的影响。如果标本不能立即测定,应选择适当的保存方法。实验过程中应使用指定的容器存放标本,严防污染,避免身体接触。如不慎玷污皮肤、衣物或实验台面,应及时清洗和消毒。实验完毕,剩余的血标本以及使用过的一次性器材由专人负责,按规定程序消毒和处理,并用消毒液浸泡、流水冲洗双手。

其他感染性废物和器材应放置在指定的容器内,按照生物安全实验室管理技术规范处置程序进行消毒、隔离、包装、转运和保存。

（二）化学安全

临床生物化学检验实验过程中,经常涉及许多化学试剂,应特别注意以下几点:

1. 使用强酸、强碱时,必须戴防酸手套小心地操作,防止溅出。量取这些试剂时,若不慎溅在实验台上或地面,必须及时用湿抹布擦洗干净。强碱(如氢氧化钠、氢氧化钾)触及皮肤而引起灼伤时,要先用大量的自来水冲洗,再用2%或5%的乙酸溶液涂洗。强酸、溴等触及皮肤而致灼伤时,立即用大量的自来水冲洗,再以5%的碳酸氢钠溶液或5%的氢氧化铵溶液洗涤。酚类触及皮肤引起灼伤时,首先用大量的水清洗,再用肥皂和水洗涤,忌用乙醇。

2. 使用可燃物,特别是使用易燃物(如乙醚、丙酮、乙醇、苯、金属钠等)时,应避免靠近火焰。低沸点的有机溶剂禁止在火上直接加热,只能在水浴上利用回流冷凝管加热或蒸馏。

3. 实验产生的废液应倒入指定的容器内,尤其是强酸和强碱不能直接倒在水槽中,应由专人负责处理。

4. 有毒物品应按实验室的规定办理审批手续后领取,使用时严格操作,用后妥善处理。

（三）消防安全

1. 首次进入实验室开始实验前,应了解煤气总阀门、水阀门及电闸所在处。离开实验室时,一定要将室内检查一遍,将水、电、煤气的开关关好。

2. 使用电器设备(如烘箱、恒温水浴、离心机、电炉等)时,严防触电。绝不可用湿手或在眼睛旁视时开关电闸和电器开关。操作前用试电笔检查电器设备是否漏电,凡是漏电的仪器,一律不能使用。

3. 如果不慎倾出了相当量的易燃液体,则应立即关闭室内所有的火源和电加热器,开启窗户通风,用毛巾或抹布擦拭洒出的液体,并将液体拧到大的容器中,然后再倒入有塞子的玻璃瓶中。

4. 易燃和易爆炸物质的残渣(如金属钠、白磷、火柴头)不得倒入污物桶或水槽中,应收集在指定的容器内。

实验中一旦发生了火灾应保持镇静。首先立即切断室内一切火源和电源,然后根据具体情况正确地进行抢救和灭火。

第二节　临床生物化学检验实验报告的书写

临床生物化学检验是一门实践性很强的学科,通过实验课使学生掌握临床生物化学检验技能,培养学生动手能力、观察能力、分析问题解决问题的能力,巩固和深化所学的基础和临床知识。

一、实验报告的书写要求

实验是在理论指导下的科学实践,目的在于经过实践,掌握科学观察的基本方法和技能,培养学生的科学思维、分析判断和解决实际问题的能力,也是培养探求真知、尊重科学事实和真理的学风,以及培养科学态度的重要环节。为此,要求学生在实验之前必须预习、理解基本原理和实验基本操作步骤,注意事项,列出所需试剂和仪器,实验中组织安排好时间,严肃认真地进行操作,细致地观察变化,如实地做好记录、书写实验报告等。实验结束后,应及时整理和总结实验结果及记录,并将实验的全部过程、实验结果及对实验结果的分析和总结写成文字材料,这就构成了实验报告。

实验报告在写作上应具有正确性、客观性、公正性、确证性和可读性等五个特点。在正确性方面,要求实验报告的实验原理、方法、数据及结论均是准确无误的,同时要求实验报告的表述也是准确无误的。在客观性方面,要求实验人员抱着客观的态度观察并及时地记录实验现象、结果和数据,原始记录必须准确简洁、清楚;而且在写作时也要客观、忠实地报告实验结果。在公正性方面,要求实验人员在描述实验和报告实验结论时不能带有任何偏见。在确证性方面,要求在实验报告中提到的实验结果是要能被证实的,不但要经得起自己的重复和验证,而且要经得起任何人的重复和验证。在可读性方面,实验报告的写作应符合语法的规范要求,并具有简洁、明晰、通俗、流畅的写作风格。

二、实验报告的书写内容

一般情况下,实验报告的书写应包括如下内容:

1. 实验名称、实验日期和实验目的　明确实验课要达到的目的,使实验在明确的目的指引下进行。

2. 实验原理　学生在老师讲解的基础上,按自己的理解,可用简明扼要的文字、框图或化学反应式将实验原理表述出来。它是学生反复理解思考得出的,是经过再加工的原理,而不是机械的照抄。

3. 主要试剂　写出主要或关键的试剂名称、成分及其作用。主要试剂是指直接与原理有关的或直接影响实验成败的试剂。促使学生去思考试剂的作用,有助于认识和理解实验的原理和特点。

4. 操作步骤　根据具体的实验写出主要的实验条件和操作步骤,或流程图或工作表。进一步回顾实验的全过程,有助于学生理解实验的设计和每一步的目的意义。

5. 实验记录　正确及时地记录原始数据和观察到的现象,不得涂改,培养学生实事求是、严谨的工作作风和良好的工作习惯。

6. 结果计算　列出计算公式,并代入原始数据进行计算,加深对公式的理解和应用,要求学生不但对检验过程和结果要知其然,还要知其所以然。

7. 结果报告　应根据实验的要求,把所得的实验结果和数据进行整理、归纳、分析和对比,尽量总结成各种图表,并按正规的临床检验结果报告方式发出报告,同时注明正常的参考值范围。

8. 临床意义　简要说明该项目的异常主要见于哪些生理和病理情况。

9. 讨论和体会　该部分是学生回顾、反思、总结、归纳所学知识的过程,应针对实验结果进行必要的说明和分析。讨论部分不是对结果的重述,而是对实验方法、实验结果和异常现象进行探讨和评论,以及对于实验设计的认识、体会和建议。学生可自由发挥,围绕实验相关问题进行表述,如你对本次实验结果是否满意,为什么;对不满意的结果,你认为是由什么原因造成的,今后如何改进;你认为影响本次实验成败的关键是什么;等等。即使得出的结果不理想,也可通过分析讨论,找出原因和解决的办法。

(梅传忠)

第二章

临床生物化学检验基本技能实验

第一节　光谱分析技术

实验1　721型分光光度计性能检查

【目的】

掌握:721型分光光度计性能检查的基本程序和方法。

熟悉:721型分光光度计的基本结构及工作原理。

了解:标准曲线的制作方法。

【原理】

1. 波长校正　通过调整机械,改变721型分光光度计光源与单色器的相对位置,使其处于一条直线上,确保波长指示盘上标明的波长与射入样品比色皿的辐射波长一致。这样才能保证波长读数与通过样品的波长相符合,保证仪器的最大灵敏度,避免分析结果出现误差。

2. 线性检查　721型分光光度计检测中的线性误差表现为溶液的浓度与吸光度不成线性关系,出现偏离现象。这种偏离,按朗伯-比尔定律可能来自两个方面:一是溶液本身不符合朗伯-比尔定律,如溶液的吸光系数可随温度或pH的改变而改变等,这种现象所引起的偏离叫化学偏离;二是仪器本身的影响,使吸光度测定值与浓度之间不成线性关系,这种现象所引起的偏离叫仪器偏离,其影响因素很多,如杂光、有限带宽、检测器噪声、波长的波动、比色皿误差等。

本实验研究的是仪器偏离,进行仪器线性检查时,将在一定浓度范围内符合朗伯-比尔定律的有色物质配成不同浓度的溶液,一定波长下用来检查仪器本身能否如实反映有色物质的浓度变化。用测得的吸光度对溶液浓度作图,在理想情况下应是一条直线。

3. 杂光检查　在吸光度测定中,凡检测器感受到的不需要的辐射都称为杂光。其来源有:①室内光线过强漏入仪器;②仪器自身原因,如单色器设计缺陷、光学元件老化以及仪器内部反射及散射等;③样品本身的原因,如样品有荧光、样品散射等。

杂光对吸光度测定的准确性有严重影响,设杂光使检测器产生的电信号造成$0\sim100\%$ T范围内的偏移为$X\%$,若测定结果为$t\%$,其中包括了杂光的影响,称表观透光率。被测物质的真实透光率应为$(t-X)/(100-X)$,转换为吸光度时应为$\lg[(100-X)/(t-X)]$。当真实吸光度值增大时,由杂光引起的误差随之增大。这是影响高浓度测定准确性的一个重要因素,常表现为制备标准曲线时高浓度管的吸光度偏低。杂光所造成的误差有重现性,故为系统误差。完全消除杂光可能有困难,但监测杂光水平并设法控制在一定的允许范围内是可行的。

4. 比色皿的质量检查 光线通过比色皿时有一部分被玻璃接触面反射而损失(4%)，另一部分为玻璃吸收。比色皿的质量检查除其原料外，再就是对玻璃壁的要求厚度均匀，上下一致，各杯彼此相配，不能配对的比色皿将影响样品的测试精度。

5. 重复性检查 重复性是指对同一标本进行多次测量时，测量结果的一致程度。在波长、工作状态、电源电压、比色皿配套等合格的前提下，可进行重复性检查。重复性的改变可对分光光度计的检测结果造成误差，为确保分析结果的准确性，应在仪器安装完或使用一段时间后进行一次检查校正。

【试剂与器材】

1. 721 型分光光度计。

2. 镨钕滤光片。

3. 500mg/L 重铬酸钾溶液：称取重铬酸钾 500mg，加适量蒸馏水溶解，定容至 1L。

【操作】

1. 波长校正：镨钕滤光片法

镨钕滤光片是含有稀有金属镨和钕的玻璃制品，在波长 585nm 或 529nm 处有特异的吸收峰，可用来判断出射光波长与通过比色杯的波长是否一致。本法适用于 721 型分光光度计可见光区的波长校正，推荐用 529nm 为标准来进行波长校正。

(1)粗调：仪器按要求预热，波长度盘置于 580nm 处，T% 调至最大，在比色皿处放一白纸条，观察光斑是否光强均匀、边缘无光晕或杂光，如不符合要求，调节光源灯泡位置使其符合要求。

(2)细调：将灵敏度拧置于"1"(最低挡)，波长度盘置于 529nm，调节指示器表盘读数 T% 为零，在光路空白时调 T% 为 100%，并反复检查零点和 100% 稳定情况；将镨钕滤光片插入光路，慢慢旋转波长旋钮，找到透光率值最低的一点(向左或向右微旋波长度盘时透光率均增加)，该点处的波长即为 529nm。如果透光率最低点的波长指示值超出规定(529nm ± 1nm)，仪器必须调整。

(3)调整方法：将波长对准 529nm，从光路取出镨钕滤光片，光路空白时调 T% 为 100%，再将镨钕滤光片插入光路。打开仪器左侧小盖板，找到波长校正螺丝(三个中左侧柄长的一个)，反时针方向微微调节(负误差时则顺时针方向)，使电表指针指示 T% 为最低。反复检查波长误差情况，直到符合仪器技术指标要求为止。

2. 线性检查：重铬酸钾法

(1)将 500mg/L 重铬酸钾溶液分别稀释成系列浓度：100mg/L、200mg/L、300mg/L、400mg/L 和 500mg/L 的溶液，在 440nm 波长处，用蒸馏水调零后测 5 种不同浓度重铬酸钾溶液的吸光度(必要时测每管前均用蒸馏水调零)，记录读数。

(2)以吸光度为纵坐标、浓度为横坐标作图，绘制标准曲线，观察各点是否在同一直线上。

3. 杂光检查：镨钕滤光片法

使用镨钕滤光片法对 721 型分光光度计的可见光区进行检查。先校正波长，然后用黑纸片挡住比色皿光路，调 T% 为 0，再用空气做空白调节 T% 为 100%。插入镨钕滤光片，在 585nm 处测得的透光率，即为杂光水平。

4. 比色皿的质量检查：蒸馏水法

将一定量蒸馏水注入比色皿，各比色皿液面高低应基本一致。用其中一个比色皿作标准,在波长 420~440nm 处调节此比色皿的透光率至 50%,接着读取其余各杯的透光率。

5. 重复性检查 在波长 440nm 处,以蒸馏水调零,分别重复测定 100mg/L、200mg/L、300mg/L、400mg/L 重铬酸钾溶液的吸光度,每个浓度管连续测定 3~5 次,计算各浓度管的最大差值。

【参考区间】

1. 波长校正 波长在 529±1nm 的范围内为合格。

2. 线性检查 理想情况下各点应在通过原点的直线上;如有个别点不在直线上,作图时应使直线通过尽量多的点。

3. 杂光检查 T%≤5% 为合格。

4. 比色皿的质量检查 各比色皿透光率相差在 ±0.5% 范围内为合格。

5. 重复性检查 各次测定的透光率的最大差值小于 1% 为合格。

【注意事项】

1. 使用镨钕滤光片进行波长校正之前,最好与标准品的波长扫描曲线相比较,合格方可使用。

2. 杂光水平检查,应根据仪器说明书进行检查。

3. 重铬酸钾溶液为强腐蚀溶液,使用时尤其要小心。

【思考题】

如何进行 721 型分光光度计的性能检查?

(毕 莹)

实验 2 血红蛋白及其衍生物吸收光谱分析

【目的】

掌握:吸收光谱分析的基本原理。

熟悉:血红蛋白及其衍生物吸收光谱分析的操作过程。

了解:吸收光谱曲线及吸收峰的应用。

【原理】

当光线通过某种物质的溶液时,某种特定波长的光波能被该物质选择性地吸收,从而得到该物质所特有的吸收光谱。不同物质有不同的特征性吸收光谱,根据其特征性吸收波长可以对物质进行鉴别。

血红蛋白(hemoglobin,Hb)在不同条件下会形成不同形式的衍生物:Hb 充分接触氧气可生成氧合血红蛋白(oxyhemoglobin,HbO$_2$);Hb 与 CO 结合生成呈樱桃红色的碳氧血红蛋白(carboxyhemoglobin,HbCO);Hb 与氧化剂如高铁氰化钾[K$_3$Fe(CN$_6$)]作用可成为棕色的高铁血红蛋白(methemoglobin,MHb)。这些物质的组成成分不同,分子结构不同,吸收光谱特征也不相同,具有各自的吸收光谱。利用分光光度计测定不同波长的光线通过溶液时的吸光度,以波长为横坐标,吸光度为纵坐标,可绘制出各种 Hb 及其衍生物的吸收光谱曲线。

【试剂与器材】

1. 100g/L 高铁氰化钾溶液:称取高铁氰化钾 1g 置 10ml 容量瓶中,蒸馏水定容,临用前配制。

2. 0.15mol/L NaCl 溶液:精确称取 NaCl 8.775g 溶于蒸馏水中,定容至 1L。

3. 氯仿、辛醇、CO。

13

4. 721 型分光光度计。

【操作】

1. Hb 液的制备 抗凝静脉血 4~5ml,离心分离去除血浆。剩余红细胞用 10 倍的生理盐水混匀后,4000r/min,离心 5 分钟,弃上清液,重复 3~4 次。将红细胞、蒸馏水和氯仿(预冷)按 1:1:0.5 比例混匀,猛力振摇 5 分钟(可用棉签搅拌),离心去除细胞膜等沉淀。离心分离 Hb 溶液后,测定其含量并调节至 100g/L。

2. 样品的制备

(1) HbO$_2$ 溶液:取 Hb 液 200μl,加蒸馏水 5ml。溶液呈鲜红色。

(2) HbCO 溶液:取 Hb 液 150μl,加蒸馏水 5ml,再加辛醇 50μl,混匀,通入 CO,密封。溶液呈樱桃红色。

(3) MHb 溶液:取 Hb 液 150μl,加蒸馏水 5ml,加新鲜配制的 100g/L 高铁氰化钾 150μl,混匀。溶液呈棕色。

3. 测定 在波长 500~650nm 范围内,以蒸馏水调零,每隔 20nm 分别测定上述溶液的吸光度一次,在接近吸收高峰时,每隔 2nm 测吸光度一次。每调一次波长,必须重新调吸光度为零。

【计算】

以波长为横坐标,相应的吸光度为纵坐标,分别绘出各 Hb 的吸收光谱曲线。每个吸收峰的最高吸光度所对应的波长为其特征性吸收波长。

【参考区间】

各种血红蛋白及衍生物的吸收峰和特征性吸收波长见表 2-1。

表 2-1 血红蛋白及衍生物的吸收峰和特征性吸收波长

	吸收峰数	特征性吸收波长(nm)
Hb	1	555
HbO$_2$	2	578,540
HbCO	2	572,535
MHb(pH 6.4)	4	630,578,540,500

【注意事项】

1. 高铁氰化钾临用前配制,并贮存于棕色瓶中。

2. 所使用的分光光度计应进行波长校正。

【思考题】

1. 什么是吸收光谱?测定吸收光谱曲线有何意义?

2. 血红蛋白及衍生物吸收光谱测定为何要求对波长 500~650nm 范围内每隔 20nm 测吸光度一次?在接近吸收高峰时,为何每隔 2nm 测吸光度一次?

(毕 莹)

实验 3 荧光光度法测定 β-N-乙酰氨基葡萄糖苷酶含量

【目的】

掌握:荧光光度法的基本原理。

熟悉:荧光光度法测定 β-N-乙酰氨基葡萄糖苷酶含量的操作过程。

了解:荧光分光光度计的结构。

【原理】

物质的分子在吸收光能后可由基态跃迁至激发态,分子可以通过释放一个光量子的形式从激发态回到基态,发出的光比原激发光频率低,称为荧光。利用荧光对物质进行定性、定量分析的方法,称为荧光光度分析。在一定浓度范围内,物质的荧光强度与溶液浓度呈线性关系,据此可测定荧光物质的含量。

在定量分析时常采用标准系列法,先将已知的荧光物质配制成系列标准,在最大激发波长(λex)照射下并在最大荧光波长(λem)时测定其荧光强度,以浓度为横坐标,荧光强度为纵坐标作图,绘制标准曲线。将样品用同样方法测出荧光强度,即可从曲线上查出相应的浓度。

荧光底物 4-甲基伞形酮 N-乙酰-β-D-氨基葡萄糖苷,在血清或尿液中的 β-N-乙酰氨基葡萄糖苷酶(β-N-Acetylglucosaminidase,NAG)作用下水解,释放出游离的 4-甲基伞形酮(4-Methylumbelliferyl,4-MU)。后者在碱性条件下变构,受激发产生荧光。根据荧光强度在标准曲线上查得 4-MU 含量,通过计算得出酶活力单位。

【试剂与器材】

1. 柠檬酸-磷酸盐缓冲液(柠檬酸 30mmol/L,磷酸盐 47.5mmol/L,1g/L 牛血清白蛋白):

(1)柠檬酸溶液(60mmol/L):称取 12.6g 柠檬酸·H_2O,以蒸馏水溶解并稀释至 1L。

(2)磷酸氢二钠溶液(95mmol/L):称取无水 Na_2HPO_4 13.5g,以蒸馏水溶解并稀释至 1L。

(3)取(1)液与(2)液各 50ml 混合,调整 pH 至 4.5,此为不含牛血清白蛋白缓冲液。

(4)取(3)液 50ml,加入叠氮钠 10mg 及牛血清白蛋白 50mg,溶解。4℃保存,此为含牛血清白蛋白缓冲液。

2. 2mmol/L 底物缓冲液　称取 4-甲基伞形酮 N-乙酰-β-D-氨基葡萄糖苷(Mr 379.88)7.6mg,溶入 10ml 含牛血清白蛋白缓冲液中。小量分装于有塞子的试管中,置于 -20℃保存可用数月,但不得反复冻融。

3. 酶反应终止液(pH 10.42)　称取甘氨酸 37.5g,溶于 1L 蒸馏水中,加入约 920ml 0.5mol/LNaOH,调节 pH 至 10.42。

4. 300μmol/L 4-MU 标准液　称取 4-MU 13.22mg,用终止液溶解并定容至 250ml。此为贮存液,置棕色瓶 4℃保存,可稳定 2 周。

5. 荧光分光光度计。

【操作】

1. 标准曲线的制作　取 300μmol/L 4-MU 0.5ml,以终止液稀释至 25ml,得 6μmol/L 4-MU 应用液,按表 2-2 操作。

表 2-2　荧光光度法测定 NAG 标准曲线的制作

加入物	管号					
	1	2	3	4	5	6
6μmol/I4-MU(ml)	1.0	2.0	3.0	4.0	5.0	6.0
终止液(ml)	5.0	4.0	3.0	2.0	1.0	0
相当于 4-MU 浓度(μmol/L)	1	2	3	4	5	6

混匀各管,激发波长 364nm,发射波长 448nm,终止液调零,6 号管调 100,读取各管荧光强度,以浓度为横坐标,荧光强度为纵坐标作图,绘制标准曲线。

2. 血清用不含牛血清白蛋白的缓冲液 20 倍稀释,尿液用蒸馏水 20 倍稀释。按表 2-3 操作。

表 2-3　荧光光度法测定 NAG 操作步骤

加入物(ml)	测定管	空白管
稀释样品	0.1	—
不含牛血清白蛋白的缓冲液	—	0.1
底物缓冲液	0.2	0.2
混匀,37℃水浴 15 分钟		
终止液	3.0	3.0

混匀各管,激发波长 364nm,发射波长 448nm,以终止液调零,6μmol/L 4-MU 管调荧光强度至 100 后,分别测空白管及测定管的荧光强度。

【计算】

$$NAG(U/L) = \frac{F_U - F_B}{15min} \times \frac{3.3ml}{0.1ml} \times \frac{6}{100} \times 20$$

式中:F_U 表示测定管荧光强度;F_B 表示空白管荧光强度;$\frac{6}{100}$ 表示 6μmol/L 4-MU 及其荧光强度 100;20 为稀释倍数。

【参考区间】

7.40 ~ 11.50U/L(因测定条件不同,各实验室应建立自己的参考区间)。

【注意事项】

1. 酶浓度单位定义:1L 样品中的酶在 37℃ 1 分钟催化水解 1μmol 底物,产生 1μmol 4-MU 定义为 1 个单位浓度(U/L)。

2. 根据测定需要,也可用 3μmol/L 4-MU 管调荧光强度至 100。

3. 为避免尿液浓缩或稀释的影响,可以同一份尿中的肌酐值校正酶活性(NAG,U/g Cr)。

4. 除服用能产生荧光的药物外,一般标本不作标本空白。

【思考题】

荧光光度法的检测原理是什么?

(毕　堃)

实验 4　原子吸收光谱法测定血清锌含量

【目的】

掌握:原子吸收光谱法测定血清锌的基本原理。

熟悉:检测过程中的注意事项。

了解:原子吸收光谱仪的结构。

【原理】

原子吸收光谱分析法是将待测元素转化为蒸汽状态,由空心阴极灯提供的待测元素的共振线通过该蒸汽时其辐射强度被蒸汽中待测元素的基态原子吸收而减弱,再通过单色器将待测的吸收线与其他谱线分开,最后由辐射光强度的减弱来测定该元素的含量。

锌的空心阴极灯发射 213.8nm 谱线，通过火焰后进入分光系统照射到检测器上。血清用蒸馏水稀释，吸入原子化器，锌在高温下离解成锌原子蒸汽。空心阴极灯发射的谱线中部分发射光被蒸汽中基态锌原子吸收，光吸收强度与火焰中锌离子的浓度成正比，通过标准曲线可确定血清锌的浓度。

【试剂与器材】

1. 5%甘油稀释液：5ml 甘油用蒸馏水定容至 100ml。

2. 1g/L 锌标准贮存液：称取金属锌粒 200mg，溶于 10 倍稀释的硝酸 20ml 中加蒸馏水至 200ml。

3. 原子吸收光谱仪。

4. 锌的空心阴极灯。

【操作】

1. 取待测血清和定值血清各 0.5ml 于聚乙烯管内，加入蒸馏水 2ml，混匀。

2. 锌标准应用液的配制：取 1g/L 锌标准贮存液 1ml，加 5%甘油稀释液至 100ml，配制为 10mg/L 的锌溶液。按表 2-4 配制锌标准应用液。

表 2-4　原子吸收光谱度法测定血清锌的标准曲线制作

加入物	管号			
	1	2	3	4
10mg/L 的锌溶液（ml）	0.5	1.0	1.5	2.0
5%甘油稀释液（ml）	9.5	9.0	8.5	8.0
锌浓度（μg/L）	500	1000	1500	2000

3. 调节原子吸收光谱仪波长 213.8nm，狭缝宽度 0.7nm，进行测定：

（1）吸入 5%甘油稀释液进入火焰，调基线，使吸光度为零。

（2）从低浓度到高浓度吸入锌标准液，重复进行至吸光度稳定。以浓度为横坐标，吸光度为纵坐标作图，绘制标准曲线。

（3）吸入稀释好的样品和定值血清，读取吸光度，然后从标准曲线上查出锌的浓度。

【计算】

$$血清锌浓度(\mu g/L) = 查得浓度 \times 5(稀释倍数)$$

【参考区间】

760 ~ 1500μg/L（11.6 ~ 23.0μmol/L）。

【注意事项】

1. 操作中应防止锌的污染，避免使用橡胶制品。试剂、标本应放置于聚乙烯制品的容器内，不适用玻璃容器。

2. 标本应避免溶血、及时测定。

3. 保持测定仪器的清洁、性能稳定。

【思考题】

1. 原子吸收光谱法测定血清锌的基本原理是什么？

2. 原子吸收光谱法与吸收光谱分析有何异同？

（毕　堃）

实验5　双波长比色法测定茶碱

【目的】

掌握:双波长比色法测定茶碱的基本原理。

熟悉:双波长比色法测定茶碱的操作过程。

了解:茶碱的药代动力学模式、茶碱对体的生物学作用和检测系统的分析性能。

【原理】

茶碱在波长 λ_{274} 和 λ_{298} 处有两个吸收峰,但峰高不同,而血清抽提液在这两个波长处有相同的峰高。根据这一特性,在酸性条件下茶碱游离,用有机溶剂从血清中提取出茶碱,同时沉淀血白蛋白,再用碱液把茶碱从有机溶剂中提取出来。测定 λ_{274} 和 λ_{298} 处吸光度,故茶碱的吸光度应为 $\Delta A = A_{274} - A_{298}$,通过查浓度-吸光度差回归方程的标准曲线,即可求出样品的茶碱浓度。

氨茶碱静脉注射进入血液后,随血液循环进行组织分布,达到平衡后转入消除相。消除速率小于分布速率,药-时曲线显二室动力学模型曲线特征。根据用药后不同时间取血测得的茶碱浓度,可求算出茶碱的药代动力学参数。

【试剂与器材】

1. 0.1mol/L 盐酸溶液。

2. 0.1mol/L NaOH 溶液。

3. 异丙醇-氯仿溶液(1:19):取异丙醇25ml加到475ml氯仿中,混匀。

4. 1mg/ml 茶碱标准液:称取茶碱标准品10mg,加乙醇5ml溶解,再加蒸馏水定容至10ml,置4℃备用。

5. 茶碱标准液(0.2、0.4、0.6、0.8、1.0mg/ml),由1mg/ml茶碱标准液以不同比例稀释而得。

6. 氨茶碱注射液(25mg/ml)。

7. 器材:紫外分光光度计、微量加样器、移液管、滴管等。

【操作】

1. 动物准备　取家兔、标记、称重、备皮。

2. 静脉给药　根据家兔体重,抽取氨茶碱注射液适量(15mg/kg),从一侧耳源静脉穿刺缓缓注射。

3. 取血　分别于给药后15分钟、30分钟、1小时、1.5小时、2小时、4小时、8小时、12小时和16小时于近耳根粗大耳缘静脉取血各约2ml,每次取血后以棉球压迫切开处止血,下次取血时擦去凝血块即可。若流血不畅,可用酒精或二甲苯棉球擦兔耳背,扩张血管,但勿接触取血处,以免溶血。

4. 血清分离　全血室温放置约20分钟,待血液自然凝固析出血清后,2000r/min离心分离5分钟;用滴管吸出上层血清备用。

5. 提取分离　吸取血清0.5ml置试管中,加0.1mol/L盐酸溶液0.2ml调酸性,加异丙醇-氯仿溶液(1:19)至5ml后,充分振荡后2500r/min离心10分钟,静置分层,吸取下层有机溶液4ml置另一试管中;加入0.1mol/L NaOH溶液4ml,再次充分振荡后2500r/min离心10分钟,静置分层,上层碱性溶液即为检测样品溶液。

6. 校正曲线的制备　由1mg/ml茶碱标准液以不同比例稀释而得,分别测定其 ΔA 值,操作见表2-5。

表2-5　茶碱标准曲线制作操作步骤

加入物(ml)	空白管	1	2	3	4	5
茶碱标准液	0	0.8	1.6	2.4	3.2	4.0
0.1mol/L NaOH 溶液	4.0	3.2	2.4	1.6	0.8	0
浓度(mg/ml)	0	0.2	0.4	0.6	0.8	1.0

测定各管溶液的 A_{274} 和 A_{298}，并计算出 ΔA 值，以溶液浓度(C)为横坐标，ΔA 值为纵坐标，绘成直线即为标准曲线，并用线性回归法求出直线方程：

$$\Delta A = a + bC \qquad\qquad 式2-1$$

由式2-1得：

$$C = (\Delta A - a)/b \qquad\qquad 式2-2$$

7. 样品测定　将以上制得的样品溶液分别在 λ_{274} 和 λ_{298} 处测定其吸光度(以未给药前所取血液同法制备空白溶液调零)，以公式(2)可计算出样品的茶碱浓度。

【计算】

1. 血清茶碱浓度　测得的血清样品 ΔA，可以从校正曲线上查得相应的 C，$C \times 10$ 即为茶碱的血药浓度(mg/L)。也可根据直线方程计算出茶碱的血药浓度 C，再乘以10(稀释因子)。

2. 药代动力学参数

(1)药-时曲线：以时间(t)为横坐标，血药茶碱浓度的对数(lgC)为纵坐标，在半对数坐标纸上绘出药-时曲线。

(2)茶碱的药-时曲线显二室动力学模型曲线特征，当血药浓度以对数表示时，与时间 t 的关系为简单的直线关系。可以用公式：$lgC = lgC_0 - kt/2.303$ 来表达，检测给药后不同时间点血液中药物的浓度，先求出公式中的斜率 K，再根据方程得到半衰期。

【参考区间】

茶碱有效血药浓度范围及有关参数见表2-6。

表2-6　茶碱有效血药浓度及有关参数表

	有关参数
有效血药浓度范围(mg/L)	5~20
潜在中毒浓度(mg/L)	>20
常用维持剂量[mg/(kg·d)]	
成人	10~13
儿童(1~12岁)	20~24
口服吸收率(%)	95~100
达峰浓度时间(h)	2~3
分布容积(L/kg)	0.5(0.35~0.70)
消除半寿期(h)	
成人	3~8
儿童	1~8

续表

	有关参数
达稳态时间(h)	
成人	16～37
儿童	6～44
血浆清除率[ml/(kg·min)]	
成人	0.54～0.80
儿童	1.1～1.9
血浆蛋白结合率	55～60

【注意事项】

1. 不要在给药侧兔耳取血。

2. 药物应一次注射完,勿推注过快,以免实验兔产生心脏毒性死亡。

3. 若未能按时取血或取血困难耗时长,应如实记录每次实际取血开始至完毕的终点时间,作为药代动力学的计算时间。

【思考题】

1. 本次实验中测定的是血清中的茶碱浓度吗?如不是应该怎样换算?

2. 检测结果用于临床治疗参考时还要考虑哪些常见因素?

(马建锋)

第二节 电 泳 技 术

实验6 醋酸纤维素薄膜电泳法测定血清蛋白质

【目的】

掌握:醋酸纤维素薄膜电泳法测定血清蛋白质的基本原理。

熟悉:醋酸纤维素薄膜电泳法测定血清蛋白质的操作过程及注意事项。

了解:醋酸纤维素薄膜电泳法测定血清蛋白质的临床应用。

【原理】

醋酸纤维素薄膜电泳(cellulose acetate membrane electrophoresis,CAME)是以醋酸纤维素薄膜(cellulose acetate membrane,CAM)作支持物的一种区带电泳技术,将血清样品点样于CAM上,在pH 8.6的缓冲液中电泳时,血清中主要蛋白质的等电点均低于pH 8.6,带负电荷,在电场中向正极泳动。由于血清中各种蛋白质等电点不同而致表面净电荷量不等,加之分子大小和形状各异,因而电泳迁移率不同,彼此得以分离。电泳结束后,CAM经染色和漂洗,可清晰呈现白蛋白(Alb)、α_1-球蛋白、α_2-球蛋白、β-球蛋白和γ-球蛋白5条区带。由于染料与蛋白质的结合与蛋白质的量成正比,通过比色即可计算出血清各蛋白质区带的相对含量。

【试剂与器材】

1. 巴比妥缓冲液(pH 8.6,I = 0.06):取巴比妥钠12.76g,巴比妥1.66g,加蒸馏水约800ml,加温助溶,冷却后加蒸馏水定容至1L。

2. 染色液

(1)丽春红S染色液:称取丽春红S 0.4g、三氯乙酸6g,溶于蒸馏水中并定容至100ml。

（2）氨基黑 10B 染色液：①第一种配方（推荐配方）：称取氨基黑 10B 0.1g，溶于 20ml 无水乙醇中，加冰乙酸 5ml，甘油 0.5ml；另取磺柳酸 2.5g 溶于少量蒸馏水中，加入前液，混合摇匀，加蒸馏水定容至 100ml。②第二种配方：称取氨基黑 10B 0.5g、甲醇 50ml、冰乙酸 10ml，加蒸馏水定容至 100ml。

3. 漂洗液

（1）3%（v/v）乙酸溶液，适用于丽春红 S 染色的漂洗。

（2）95% 乙醇 45ml、冰乙酸 5ml、蒸馏水 50ml，混匀。适用于氨基黑 10B 染色的漂洗。

4. 洗脱液

（1）0.1mol/L NaOH 溶液，适用于丽春红 S 染色的洗脱。

（2）0.4mol/L NaOH 溶液，适用于氨基黑 10B 染色的洗脱。

5. 透明液：称取柠檬酸 21g 和 N- 甲基-2- 吡咯烷酮 150g，混匀，加蒸馏水并稀释至 500ml。也可用液状石蜡或十氢萘。

6. 醋酸纤维薄膜（8cm×2cm）。

7. 点样器、染色皿、漂洗器、镊子。

8. 电泳仪、直流电源整流器，水平电泳槽。

9. 722 型分光光度计。

【操作】

1. 将电泳槽置于水平平台上，将缓冲液注入电泳槽中，两边电极槽的缓冲液高度需在同一平面。

2. 在距 CAM 一端 1.5cm 处用铅笔做好标记，注意不要污染 CAM，然后将薄膜放进缓冲液中，湿润速度按膜吸收缓冲液的快慢而定，应让其自然浸润。

3. 将充分浸透（指膜上没有白色瘢痕）的 CAM 取出，用滤纸吸去膜上过多的缓冲液。

4. 用加样器蘸取血清（约 10～20μl），垂直印在 CAM 粗糙面的加样线上，待样品全部渗入薄膜后，移开点样器。

5. 电泳：加样后，将薄膜条架于支架两端，点样面朝下，点样侧置于负极端，膜两侧分别搭上四层纱布，纱布一端垂入缓冲液中。薄膜应位正，平直无弯曲，加上槽盖平衡 5 分钟后，正确连接电泳槽与电泳仪对应的正负极，开启电源通电。电压 10～15V/cm 膜。电泳 40～60 分钟，泳动距离达 3.5～4.0cm 时即可断电。

6. 染色　电泳完毕后断电，用镊子取出薄膜条投入染液 5～10 分钟，染色过程中不时轻轻晃动染色皿，使染色充分。

7. 漂洗　从染液中取出薄膜条并尽量沥去染液，投入漂洗皿中反复漂洗，直至背景漂净为止。此时清晰可见 5 条区带，待干。

8. 定量（洗脱比色法）　将各蛋白质区带仔细剪下，分置各试管中，另从空白背景剪一块平均大小的膜条置于空白管中。各管加入洗脱液 4ml，37℃水浴 20 分钟（不时振荡），待颜色脱净即（丽春红 S 染色用波长 520nm，氨基黑 10B 染色用波长 620nm）比色，以空白管调零，读取各管吸光度，然后计算出各区带的相对含量。

（1）氨基黑 10B 染色法：将各蛋白区带仔细剪下，分别置于各试管内，另从空白背景剪一块平均大小的膜条置于空白管中，在白蛋白管内加入 0.4mol/L NaOH 溶液 6ml（计算时吸光度乘 2），其余各管加入 0.4mol/L NaOH 溶液 3ml，于 37℃水浴 20 分钟，并不断摇动，待颜色脱净后，取出冷却。用 620nm 比色，以空白管调零，读取各管吸光度值。

（2）丽春红 S 染色法：用 0.1mol/L NaOH 溶液脱色，加入量同上，10 分钟后，向白蛋白管中加入 40%（v/v）乙酸 0.6ml（计算时吸光度乘 2），其余各管加 40%（v/v）乙酸 0.3ml，以中和部分 NaOH，使色泽加深。用 520nm 比色，以空白管调零，读取各管吸光度值。

【计算】

$$各组分蛋白质\% = \frac{A_X}{A_T} \times 100\%$$

$$各组分蛋白（g/L） = \frac{各组分蛋白百分数（\%）\times 血清总蛋白（g/L）}{100}$$

式中：A_X 表示各个组分蛋白质（Alb、α_1、α_2、β 和 γ-球蛋白）吸光度；A_T 表示各组分蛋白质的吸光度总和。

【参考区间】

由于各实验室采用的电泳条件不同，标本来源有差异，故参考区间可能有差异，各实验室宜根据自己的条件确定参考区间。表 2-7、表 2-8 仅供参考。

表 2-7 氨基黑 10B 染色洗脱法参考区间

蛋白质组分	占总蛋白的百分数（%）
白蛋白	57.4～71.7
α_1-球蛋白	1.7～4.5
α_2-球蛋白	4.0～8.3
β-球蛋白	6.8～11.4
γ-球蛋白	11.2～22.9

表 2-8 丽春红 S 染色直接扫描参考范围

蛋白质组分	蛋白质浓度（g/L）	占总蛋白的百分数（%）
白蛋白	35.0～52.0	57.0～68.0
α_1-球蛋白	1.0～4.0	1.0～5.7
α_2-球蛋白	4.0～8.0	4.9～11.2
β-球蛋白	5.0～10.0	7.0～13.0
γ-球蛋白	6.0～13.0	9.8～18.2

【注意事项】

1. 缓冲液液面须保证一定高度，同时电泳槽两侧的液面应保持同一水平，否则通过薄膜时有虹吸现象，会影响蛋白质分子的泳动速度。

2. 电泳前 CAM 必须在巴比妥缓冲液中自然浸泡透彻。

3. 通电时不得接触槽内缓冲液或 CAM，以防触电。

4. 电泳图谱分离不清或不整齐，常见的原因有：①点样过多；②点样不均匀、不整齐，样品触及薄膜边缘；③薄膜过湿，样品扩散；④薄膜未完全浸透或温度过高导致局部干燥或水分蒸发；⑤薄膜与纱布桥接触不良；⑥薄膜位置歪斜、弯曲，与电流方向不平行；⑦缓冲液变质；⑧样品不新鲜；⑨CAM 质量差等。

5. 染料应对蛋白质的各组分亲和力相同，吸光度与蛋白质的浓度成正比，形成的染料蛋白质复合物稳定且易洗脱比色。在血清蛋白正常浓度范围内，丽春红 S 能与各蛋白质组分成正比例结合,而氨基黑10B却对白蛋白染色过深,容易出现着色不全的小点,故丽春红S染色效果优于氨基黑10B。

6. 标本应新鲜,不得溶血。如血清总蛋白含量超过80g/L,用氨基黑10B染色时应将血清稀释2倍后加样。否则白蛋白含量太高,区带染色不充分,导致定量不准确。

【思考题】

1. CAM电泳分离血清蛋白质的基本原理是什么?

2. 应用CAM电泳分离血清蛋白质时应注意哪些问题?

(李　莉)

实验7　琼脂糖凝胶电泳法测定乳酸脱氢酶同工酶

【目的】

掌握:琼脂糖凝胶电泳法测定乳酸脱氢酶同工酶的基本原理。

熟悉:琼脂糖凝胶电泳法测定乳酸脱氢酶同工酶的操作过程及注意事项。

了解:琼脂糖凝胶电泳法的临床应用。

【原理】

根据乳酸脱氢酶(lactate dehydrogenase,LD)同工酶的一级结构和等电点的差异,在一定电泳条件下,使LD在支持介质上被分离后,以乳酸钠为底物,NAD^+作受氢体,LD催化乳酸脱氢生成丙酮酸,同时使NAD^+还原成NADH,NADH将氢传递给吩嗪二甲酯硫酸盐(N-methyl-phen-azo-nium-metho sulfate,PMS),PMS又将氢传递给氯化碘代硝基四唑蓝(iodonitrotrtrazolium chloride,INT),使其被还原成紫红色甲臜化合物。有LD活性的区带即显紫红色,且颜色深浅与酶活性成正比,利用光密度仪或扫描仪进一步求出各同工酶的相对含量。

$$L-乳酸 + NAD^+ \xrightarrow{\text{LD}\cdot\text{pH 8.8}\sim9.8} 丙酮酸 + NADH + H^+$$

$$NADH + H^+ + 2PMS \longrightarrow 2PMSH + NAD^+$$

$$2PMSH + INT \longrightarrow 2PMS + INTH + H^+$$

【试剂与器材】

1. 巴比妥缓冲液(pH 8.6,I = 0.075)　称取巴比妥钠15.458g、巴比妥2.768g,加蒸馏水约800ml,加温助溶,冷却后加蒸馏水定容至1L,用于电泳。

2. 巴比妥-盐酸缓冲液(pH 8.2,0.082mol/L)　称取巴比妥钠17.0g,溶解于蒸馏水中,加1mol/L盐酸24.6ml,加蒸馏水定容至1L,用于凝胶制备。

3. 10mmol/L EDTA-Na_2溶液　称取乙二胺四乙酸二钠(EDTA-Na_2)372mg,溶解于蒸馏水中,再加蒸馏水定容至100ml。

4. 5g/L缓冲琼脂糖凝胶　称取琼脂糖0.5g,加入pH 8.2巴比妥-盐酸缓冲液50ml,再加EDTA-Na_2溶液1.2ml及蒸馏水48.8ml,沸水浴溶解,不时轻轻振摇,趁热分装于大试管中,冷却后用塑料膜包扎管口,置冰箱备用。

5. 8g/L缓冲琼脂糖凝胶　称取琼脂糖0.8g,加入pH 8.2巴比妥-盐酸缓冲液50ml,再加EDTA-Na_2溶液2ml及蒸馏水48ml,沸水浴溶解,不时轻轻振摇,趁热分装于大试管中,冷却后用塑料膜包扎管口,置冰箱备用。

6. 底物显色液

（1）D-L-乳酸溶液：取 85% 乳酸（AR）2ml，用 1.0mol/L NaOH 溶液（约 23ml）调节 pH 至中性。

（2）1g/L PMS：称取 PMS 50mg，加蒸馏水 50ml 溶解。

（3）10g/L NAD$^+$ 溶液：称取 NAD$^+$ 100mg，溶于 10ml 新鲜蒸馏水中。

（4）1g/L INT 溶液：称取 INT 30mg，溶于 30ml 蒸馏水中。

上述试剂需贮存棕色瓶中置 4℃ 冰箱保存，除（3）液外，均可存放 3 个月以上。

（5）临用前，取（1）液 4.5ml、（2）液 1.2ml、（3）液 4.5ml、（4）液 12ml 混合配成底物显色液。

7. 固定漂洗液　按乙醇：蒸馏水：冰乙酸 = 14：5：1（v/v/v）或按 95% 乙醇：冰乙酸 = 98：2 的比例配制。

8. 7.5cm×2.5cm 的玻片、开槽器、微量加样器。

9. 电泳仪、直流电源整流器，水平电泳槽。

10. 721 型分光光度计。

【操作】

1. 琼脂糖凝胶板制备　取冰箱保存的 5g/L 缓冲琼脂糖凝胶一管，置沸水浴加热融化。取 1.2ml 琼脂糖凝胶液均匀铺在洁净 7.5cm×2.5cm 的玻片上，距一端 1.5cm 处小心放上开槽器，避免产生气泡，室温静置待凝固，小心取下开槽器，用滤纸吸去水分。

2. 加样　用微量加样器取血清 40μl 加入样品槽。

3. 电泳　样品置于阴极端，电压 75～100V，电流 8～10mA/片，电泳 30～40 分钟，血清白蛋白区带泳动距离约达 3～4cm 时即可断电。

4. 显色　电泳结束前 5～10 分钟，将底物显色液和沸水浴中融化的 8g/L 缓冲琼脂糖凝胶按 4：5 比例混合，制成显色凝胶，置约 50℃ 热水中备用，注意避光。电泳结束后，取下凝胶玻片置铝盒内，立即用滴管吸取约 1.2ml 显色凝胶液，迅速滴于凝胶玻片上，使其自然铺开并完全覆盖，待显色凝胶凝固后，加盖避光，置 37℃ 水浴中，使铝盒浮于水面保温 60 分钟。

5. 固定与漂洗　将已显色的凝胶玻片浸入固定漂洗液中 20～40 分钟，直至背景无黄色为止，再移至蒸馏水中漂洗多次，每次 10～15 分钟。

6. 定量　将各同工酶区带用小刀切开，分置各试管中，另从空白背景切取大小相同的凝胶置于空白管中，加入 400g/L 尿素溶液 4ml，于沸水中加热 5～10 分钟，取出，冷却后，以空白凝胶管调零，波长 570nm 比色，读取各管吸光度。

【计算】

$$各 LD 同工酶\% = \frac{A_X}{A_T} \times 100\%$$

式中：A_X 表示各 LD 同工酶（LD$_1$～LD$_5$）吸光度；A_T 表示各 LD 同工酶的吸光度总和。

【参考区间】

成年健康人血清中 LD 同工酶百分比含量存在以下规律：LD$_2$ > LD$_1$ > LD$_3$ > LD$_4$ > LD$_5$。

由于各实验室采用的电泳条件不同，标本来源有差异，故参考区间可能有差异，建议各实验室根据自己的条件确定参考区间。

【注意事项】

1. 红细胞中 LD 活性约为血清 LD 活性的 100 倍，故不宜用溶血标本。

2. LD$_4$ 和 LD$_5$，尤其是 LD$_5$ 对热敏感，应严格控制温度，底物显色液不宜超过 50℃，否则易失活。

3. 应采用新鲜标本测定,因 LD 同工酶对冷的敏感性不同,尤其 LD$_5$ 对冷不稳定,如果需要,血清标本宜放室温保存,一般 25℃ 可稳定 2～3 天。

4. 因 PMS 对光敏感,底物显色液须避光保存,否则显色后凝胶板背景颜色太深,影响结果观察。

5. 由于乳酸锂易准确称量且稳定,还可避免乳酸钠长期存放产生的酮类物质对酶促反应的抑制作用,故可用 0.5～1.0mol/L 的乳酸锂溶液(pH 7.0)代替乳酸钠溶液。

【思考题】

1. 琼脂糖凝胶电泳法测定 LD 同工酶的基本原理是什么?

2. 为什么 LD 同工酶测定对疾病诊断的临床价值优于 LD 总活性测定?

（李　莉）

实验 8　聚丙烯酰胺凝胶电泳法分离尿液蛋白质

【目的】

掌握:聚丙烯酰胺凝胶电泳法分离尿液蛋白质的基本原理。

熟悉:聚丙烯酰胺凝胶电泳法分离尿液蛋白质的操作过程。

了解:聚丙烯酰胺凝胶电泳法分离尿液蛋白质的注意事项。

【原理】

尿液蛋白质在十二烷基硫酸钠(sodium dodecyl sulphate,SDS)和 β-巯基乙醇的作用下,分子中的二硫键被还原,氢键等打开,SDS 与蛋白质按 1.4g：1g 比例形成 SDS-蛋白质复合物,该复合物带大量负电荷,消除了各蛋白质分子原有的电荷差异,在聚丙烯酰胺凝胶电泳中向正极迁移,通过凝胶的分子筛作用,使尿液中各种蛋白质根据分子量的大小在电场中泳动,因迁移率不同而分成不同区带。电泳后,经考马斯亮蓝染色,可清晰分辨所测标本的蛋白质区带,与同时电泳的已知分子量的蛋白质标准品作比较,可判定尿蛋白分子量的范围。

【试剂与器材】

1. 30% 凝胶贮备液　称取 29g 丙烯酰胺(acrylamide,Acr)和 1g 甲叉双丙烯酰胺(bis acrylamide,Bis),加去离子水至 100ml,滤纸过滤,棕色瓶 4℃ 贮存。

2. 催化剂　10% 过硫酸铵(ammonium persulfate,AP),临用前新鲜配制。

3. 加速剂　N,N,N',N'-四甲基乙二胺(tetramethylethylenediamine,TEMED)。

4. 1.5mol/L Tris-HCl(pH 8.8)　称取 Tris 45.43g,加去离子水 200ml 彻底溶解,用浓盐酸调整 pH 至 8.8,定容至 250ml,高温灭菌后 4℃ 保存。

5. 1.0mol/L Tris-HCl(pH 6.8)　称取 Tris 30.3g,加去离子水 200ml 彻底溶解,用浓盐酸调整 pH 至 6.8,定容至 250ml,高温灭菌后 4℃ 保存。

6. 5×Tris-甘氨酸电泳缓冲液　于 900ml 蒸馏水中分别加入 15.1g Tris、94g 甘氨酸、5g SDS,混匀后加去离子水至 1 000ml。

7. 10% SDS　称取 SDS 10g 加去离子水至 100ml。

8. 固定液　12.5% 三氯乙酸。

9. 染色液　称取 0.5g 考马斯亮蓝 R-250,加 90% 乙醇 90ml 和冰乙酸 10ml,溶解并过滤,用时稀释 4 倍。

10. 洗脱液　冰乙酸 38ml 加甲醇 125ml,加去离子水至 500ml。

11. 保存液　7% 冰乙酸。

12. 5×SDS 凝胶加样缓冲液　1.0mol/L Tris- HCl(pH 6.8)0.6ml,50% 甘油 5ml,10% SDS 2ml,β-巯基乙醇 0.5ml,1% 溴酚蓝 1ml,加去离子水补至 10ml。

13. 电泳仪、圆盘电泳槽、微量加样器、10cm 长针头、小烧杯、10cm×0.6cm 玻璃管、橡皮垫。

【操作】

1. 凝胶制备

(1)取 10cm×0.6cm 玻璃管,一端用橡皮胶封口,插入橡皮垫中,垂直放置于桌面。

(2)按表 2-9 配制分离胶,混匀后迅速用滴管将其沿玻璃管壁加入管内,为成层胶留有足够空间,避免气泡产生。

表2-9　分离胶、浓缩胶配制表

	分离胶(ml)	浓缩胶(ml)
30% 凝胶贮备液	2.7	0.85
1.5mol/L Tris- HCl(pH 8.8)	2.5	—
1.0mol/L Tris- HCl(pH 6.8)	—	0.625
去离子水	4.6	3.4
10% SDS	0.1	0.05
10% AP	0.1	0.05
TEMED	0.006	0.005
终浓度	8%	5%
总体积	约10ml	约5ml

(3)立即用滴管沿管壁加入 0.5cm 高度的蒸馏水,加入时贴近胶面,缓慢加入,尽量减少与水的相混,静置待聚合后,去除水层并用吸水纸吸干残余液体。

(4)按表 2-9 配制浓缩胶,混匀后迅速用滴管将其沿玻璃管壁加入管内,随用滴管沿管壁缓慢加入 0.5cm 高度的蒸馏水,避免气泡产生,静置待聚合后,去除水层并用吸水纸吸干残余液体,准备加样。

2. 样品准备　收集中段晨尿,测定尿蛋白浓度,如浓度较高,需用去离子水将蛋白浓度调节至 2.5mg/ml。按尿液:5×SDS 凝胶加样缓冲液 =4:1(v/v)比例混匀,沸水浴 5 分钟,即为样品液。

3. 电泳

(1)将制备好的凝胶玻管插入电泳槽上槽橡皮塞孔中,使凝胶顶部恰好可见。

(2)将 1×电极缓冲液分别注入上、下槽中,并赶去凝胶玻管中的气泡。上槽应浸没凝胶玻管,下槽液面应超过凝胶管下端。

(3)用微量注射器取样品液 30μl,沿玻管壁缓慢加在凝胶面上,以不激起电极缓冲液为佳。

(4)上下槽分别接负、正极,通电,开始调节电流为 1~2mA/管,待示踪染料进入分离胶时,调节电流为 3mA/管。当示踪染料(溴酚蓝)到达距管下口约 0.5cm 时,停止电泳。

4. 剥胶　取下凝胶管,不要将玻管内的电泳液弃去,将 10cm 长针头插入凝胶柱与管壁之间,旋转胶管,直到胶柱与管壁分开,用洗耳球在胶管一端轻轻加压,凝胶柱便徐徐从胶管中滑出。

5. 固定、染色、脱色　将凝胶柱浸泡于 12.5% 三氯乙酸中固定 0.5~1 小时,然后转入染液中染色 4~5 小时(或过夜)。将已染色的凝胶柱置于洗脱液中浸洗,直至浸洗到染液无色为止。

6. 保存　将已脱色的凝胶柱置于 7% 冰乙酸溶液中,密封保存,观察结果。

【注意事项】

1. 丙烯酰胺是神经性毒剂,但在形成凝胶后无毒,操作时须避免接触皮肤。

2. 催化剂 10% AP 须临用前新鲜配制。

3. 制备凝胶时应避免产生气泡,否则会影响电泳分离效果。

4. 空气中的氧气对凝胶聚合具有抑制作用,可加水层隔绝空气,注意滴加时须小心,以免破坏凝胶胶面。

5. 温度影响聚合速度,催化剂及加速剂的量可根据实验时的温度适当调整。

6. 加样量需合适,太少区带不清晰,太多区带过宽易重叠。

【思考题】

1. 聚丙烯酰胺凝胶电泳法分离尿液蛋白质的基本原理是什么?

2. 本实验 SDS 与 β- 巯基乙醇的作用分别是什么?

(李　莉)

实验 9　等电聚焦电泳分离血红蛋白

【目的】

掌握:等电聚焦电泳分离血红蛋白的基本原理。

熟悉:等电聚焦电泳分离血红蛋白的操作过程。

了解:等电聚焦电泳分离血红蛋白的注意事项。

【原理】

等电聚焦电泳(isoelectric focusing electrophoresis, IEF)是一种利用具有 pH 梯度的电泳介质来分离等电点不同的蛋白质的电泳技术。在电泳介质中放入载体两性电解质(carrier ampholyte),当通以直流电时,形成一个由阳极到阴极逐步增加的 pH 梯度。蛋白质分子具有两性解离及等电点的特征,位于碱性区域的蛋白质分子带负电荷向阳极移动,直至某一 pH 位点时失去电荷而停止移动,此处介质的 pH 恰好等于聚焦蛋白质的 pI。同理,位于酸性区域的蛋白质分子带正电荷向阴极移动,直至它们的等电点位置聚焦为止。实验中,将等电点不同的血红蛋白混合物混匀至具有 pH 梯度的凝胶介质中,电泳一定时间后,各组分聚焦在各自等电点相应的 pH 位置上,形成分离的血红蛋白区带。

【试剂与器材】

1. 分离胶缓冲液　Tris 6.057g、EDTA 1.17g,加蒸馏水至 100ml,调节 pH 至 8.8。

2. 凝胶贮存液　丙烯酰胺(Acr)29.0g、甲叉- 双丙烯酰胺(Bis)1.0g,加蒸馏水至 100ml,4℃ 冰箱保存。

3. 加速剂　N,N,N',N'-四甲基乙二胺(TEMED)。

4. 催化剂　10% 过硫酸铵(AP)。

5. 载体两性电解质　40% Ampholine。

6. 电极缓冲液(5% H_3PO_4、2% NaOH)。

7. 电泳仪、凝胶玻管、锥形瓶、10cm 长针头。

【操作】

1. 凝胶制备 取洁净干燥的凝胶玻管 1 支,将管底用胶布封闭,垂直放置在电泳管架上。取一锥形瓶,分别加入凝胶贮存液 2ml、40% Ampholine 0.4ml、人血红蛋白 2 滴、蒸馏水 7ml、10% 过硫酸铵溶液 0.2ml、TEMED 溶液 0.01ml,轻轻混匀,注意勿带入气泡。立即用滴管将此凝胶溶液加入上述玻璃管中,直至距上端距离 1.5cm 处为止,然后小心加入蒸馏水（3~5mm 高）。注意保持凝胶表面平坦,以保证凝胶正常聚合。室温中静置待凝胶完全聚合。

2. 聚焦 将聚合完毕的凝胶管上端水层吸去,除去下端胶布。垂直插入圆盘电泳槽装置中。下槽加入 2% NaOH 溶液,接负极;上槽加入 5% H_3PO_4 溶液,接正极。凝胶管上下端均不得产生气泡,如有气泡,可用针头或细玻棒驱除。打开电泳仪开关,电压 50V,预电泳 30 分钟,然后电压维持于 150~200V,电泳直至完成聚焦。

3. 剥胶 取下凝胶管,先用蒸馏水充分洗涤凝胶管两端,再用带长针头的注射器吸满蒸馏水,将针头小心地插入胶柱与管壁之间,边注水边缓慢地旋转玻管,并将针头向前慢慢推进,靠水流压力和润滑力将玻管内壁与凝胶分开,然后用洗耳球在胶管一端轻轻加压,凝胶柱便缓缓地从玻管中滑出,将其放在洁净的玻板上,在一端做上标记。

4. 观察结果。

【注意事项】

1. 由于蛋白质分子的扩散、对流等作用,往往会使已聚焦分离的蛋白质区带重新混合。为了获得较好的等电聚焦分辨率,在电泳管中必须有抗对流的支持介质以降低样品的扩散作用,一般采用的介质有聚丙烯酰胺、蔗糖等。

2. 应选用纯度高的试剂,Acr 和 Bis 中如含有丙烯酸,则会引起聚焦后 pH 梯度漂移。

3. 应根据被测物大概的 pI 范围选择所需的两性电解质载体。两性电解质在凝胶中的终浓度一般为 1%~3%。

4. 盐类干扰 pH 梯度的形成,导致区带扭曲,含盐样品应预先透析或用 Sephadex G25 等除盐。

5. 此实验也可加样于凝胶面,即在凝胶聚合后,倾去水层,用滤纸条吸干玻管内壁的水滴,将样品加在胶面上,上面再覆盖一层保护液（两性电解质 0.1ml、400g/L 蔗糖 1ml、蒸馏水 0.9ml,混合均匀）,然后在保护层上加入电极液。这种加样法避免了凝胶聚合期间蛋白质可能变性的危险,但操作较复杂。

【思考题】

1. 等电聚焦电泳分离血红蛋白的基本原理是什么?

2. 等电聚焦电泳分离血红蛋白的关键步骤是什么? 为什么?

（李 莉）

第三节 层 析 技 术

实验 10 凝胶层析分离血红蛋白及鱼精蛋白

【目的】

掌握:凝胶层析分离血红蛋白及鱼精蛋白的基本原理。

熟悉:凝胶层析中常用术语及其数理关系。

了解:凝胶层析分离血红蛋白及鱼精蛋白的操作过程和注意事项。

【原理】

凝胶层析主要根据多孔凝胶对不同大小的被分离物质具有不同的排阻效应而进行分离纯化。血红蛋白(Hb,Mr 64480 左右)与二硝基苯- 鱼精蛋白(DNP- 鱼精蛋白,Mr 2000 ~ 12000)混合物,通过 Sephadex G-50 层析后,由于 Hb 直径较大,不能进入凝胶颗粒的微孔,而沿凝胶颗粒间的间隙流出,所以流程短,向下移动快;DNP- 鱼精蛋白可以进入凝胶颗粒微孔内,其流速长,下移速度慢,以致后流出,因此分离。

【试剂与器材】

1. 样品液　DNP- 鱼精蛋白和 Hb 混合液。

(1)DNP- 鱼精蛋白:鱼精蛋白 0.15g 溶于 10% NaHCO₃ 溶液 1.5ml 中(pH 8.5 ~ 9.0),另取二硝基氟苯 0.15g,溶于微热的 95% 乙醇 3ml 中,待其他充分溶解后立即倾入上述蛋白质溶液中,将此管置于沸水浴中煮沸 5 分钟,注意防止乙醇沸腾溢出。冷却后加入二倍体积的 95% 乙醇,可见黄色 DNP- 鱼精蛋白沉淀,3000r/min 离心 5 分钟,弃去上清液,沉淀用 95% 乙醇洗两次,所得沉淀用蒸馏水 1ml 溶解,即为 DNP- 鱼精蛋白溶液,备用。

(2)Hb:取肝素抗凝血 2ml 于离心管中离心 5 分钟,弃去上层血浆,用 0.9% NaCl 洗血细胞两次,将血细胞用蒸馏水 5 倍体积稀释,离心去沉淀,即为 Hb 稀释液,备用。

2. Sephadex G50　取 Sephadex G50 1g 置于烧杯中加蒸馏水约 30ml 于沸水浴中煮沸 1 小时后冷却,或室温溶胀 3 小时,凝胶溶胀后,倾去上清液,除去过细的颗粒。

3. 蒸馏水。

4. 层析柱(1.5cm×25cm)、乳胶塑料管、止水夹、刻度离心管、铁架台。

【操作】

1. 装柱　在层析柱的底部出口套上乳胶塑料管,向层析柱内加蒸馏水赶走在层析柱的死体积和接口处的气泡,在蒸馏水高度约占体积的 1/3 时,关闭下端出口,自顶部缓缓加入已处理好的 Sephadex G50 悬液,待底部凝胶沉积 1 ~ 2cm 时,再打开出口,凝胶加至凝胶沉积离层析约 3cm 即可。在装柱过程中,凝胶柱内若有气泡和分层现象时,可用玻棒搅动消除这些现象或重新装柱,装柱结束后其凝胶表面应平整,然后用蒸馏水过柱几遍,以稳定柱床体积,注意不能让凝胶表面露出水面。

2. 加样　取样品液 3 滴即为上柱样品。将出口打开,使表面的蒸馏水流出,直至恰好与表面相平(不可使柱床面干掉),关紧出口,用滴管将上述样品缓缓地加到柱床表面,注意尽量不要使平整的柱床表面搅动,然后打开出口,让样品进入床内,直至床面恰好露出,用上法不断加蒸馏水洗涤,直至两条色带分开,用刻度离心管分别收集。

3. 观察实验现象,并计算 Hb 的洗脱体积和 DNP- 鱼精蛋白的洗脱体积。

4. 再生　用蒸馏水洗涤凝胶层析柱 10 分钟,此柱即可再生。

【计算】

$$Ve = Vo + Kd \ Vi$$

试中 Ve 为洗脱体积;Vo 为外水体积;Kd 为分配系数;Vi 为内水体积。

【注意事项】

1. 装柱后要检查柱床是否均匀,若有气泡或分层时,需要重新装柱。

2. 柱床面须平整,加样时注意液面相切时加,否则易使样品稀释,但切记不可使柱床面干掉。

3. 流速不可太快，否则分子小的物质来不及扩散，随分子大的物质一起被洗脱下来，达不到分离的目的。

【思考题】

1. 凝胶层析分离血红蛋白及鱼精蛋白的基本原理是什么？
2. 如何计算 Hb 的洗脱体积(Ve)和 DNP-鱼精蛋白的 Ve？

（倪培华）

实验 11　亲和层析分离豌豆凝集素及鉴定

【目的】

掌握：亲和层析分离豌豆凝集素的基本原理。

熟悉：亲和层析分离豌豆凝集素的操作过程及注意事项。

了解：豌豆凝集素的鉴定。

【原理】

亲和层析技术利用豌豆凝集素可与葡聚糖凝胶发生特异性结合,再用含葡萄糖的氯化钠溶液将豌豆凝集素洗脱下来。比较豌豆凝集素和杂蛋白对兔红细胞凝集作用的差异来进行鉴定。

【试剂与器材】

1. 样品液　取豌豆 100g,加含 0.15mol/L NaCl 的 0.01mol/L pH 7.0 磷酸盐缓冲液 20ml 浸泡过夜。经膨胀后用组织捣碎机捣碎,倒入布袋中压出水提液,在沉渣中再加入磷酸盐缓冲液 100ml 搅拌浸泡 1 小时,压榨出水提液,合并水提液,量出总体积,加 0.01% 叠氮钠防腐。边搅拌水提液边加入固体硫酸铵达 80% 饱和(每升溶液加硫酸铵 561g),冷藏过夜。去除上清液,沉淀再用二层滤纸抽气过滤至干,即得到粗制豌豆素蛋白沉淀物硫酸铵糊,置冰箱保存。称硫酸铵糊 0.3g 溶于 3ml 1mol/L NaCl 中,离心取上层悬液,即为样品液。

2. Sephadex G-50　取 Sephadex G-50 1g 置于烧杯中加蒸馏水约 30ml 于沸水浴中煮沸 1 小时后冷却,或室温溶胀 3 小时,凝胶溶胀后,倾去上清液,除去过细的颗粒。

3. 1mol/L NaCl 洗脱液。

4. 0.2mol/L 葡萄糖 NaCl 洗脱液。

5. 兔红细胞悬液　取新鲜兔血 1ml 于抗凝管中,离心去除血浆,血细胞用生理盐水洗涤离心(1000r/min)三次,直至洗液无血色为止,加生理盐水稀释 20 倍制成兔红细胞悬液,置 4℃ 冰箱中备用。

6. 层析柱(1.5cm×25cm)、乳胶塑料管、止水夹、试管、铁架台。

7. 一次性滴管、六孔白瓷板。

【操作】

1. 亲和层析分离　Sephadex G-50 装柱,用 1mol/L NaCl 洗脱液平衡 10 分钟,加样 3～4 滴(方法同凝胶层析)。加样后立即开始收集洗脱液,每管收集 3ml,控制流速 10～15 滴/分钟,前 5 管一定要严格控制流速。第 6 管开始换 0.2mol/L 葡萄糖 NaCl 洗脱液进行洗脱,每管收集 3ml。收集约 10 管后,用 1mol/L NaCl 洗脱液平衡柱 10 分钟,此柱即可再生。

2. 豌豆素生物活性测定　取六孔白瓷板一块,分别在各孔中加入对照生理盐水、杂蛋白洗脱液、豌豆凝集素收集液各 2 滴,再加入兔红细胞悬液 1 滴,置 37℃保温 10 分钟,取出后用玻棒在反应孔轻轻搅动,比较各孔凝集情况,并解释结果。

【注意事项】

1. 装柱后要检查柱床是否均匀,若有气泡或分层,需要重新装柱。

2. 柱床面须平整,加样时注意液面相切时加,否则易使样品稀释,但切记不可使柱床面干掉。

3. 严格控制流速,否则豌豆凝集素来不及与葡聚糖凝胶发生特异性结合,随杂蛋白一起被洗脱下来,达不到分离的目的。

【思考题】

1. 亲和层析分离豌豆凝集素的基本原理是什么?

2. 如果豌豆凝集素和杂蛋白分离不成功最可能的原因是什么?

（倪培华）

实验 12　DNS-氨基酸双向聚酰胺薄膜层析

【目的】

掌握:DNS-氨基酸双向聚酰胺薄膜层析的基本原理。

熟悉:DNS-氨基酸双向聚酰胺薄膜层析的操作过程。

了解:DNS-氨基酸双向聚酰胺薄膜层析的注意事项。

【原理】

二甲氨基萘磺酰氯(1-Dimethylaminonaphtalene-5-sulfonyl chloride，DNS-Cl)，可与氨基酸的游离氨基结合成 DNS-氨基酸,反应过程如图 2-1:

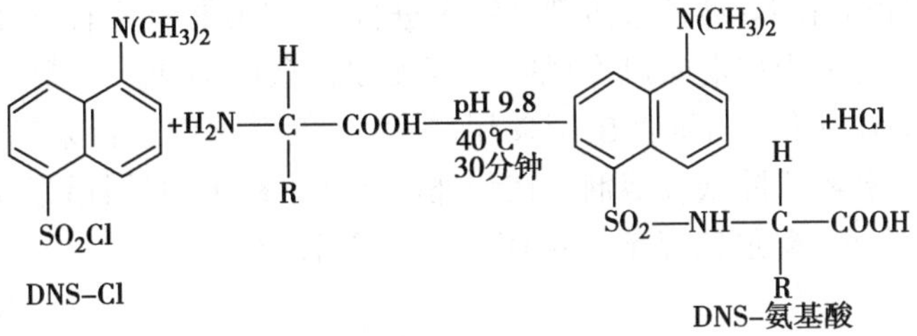

图 2-1　二甲氨基萘磺酰氯与氨基酸的游离氨基结合过程

形成的 DNS-氨基酸在紫外线(260nm 或 365nm)照射下发出强烈的黄色荧光,因此可用荧光检测 DNS-氨基酸的存在。

聚酰胺薄膜对不同的 DNS-氨基酸吸附力不同,用此薄膜在一定的溶剂系统中可将混合 DNS-氨基酸进行层析分离。但是有些氨基酸的结构很近似,如只采用一种溶剂系统进行单向层析,难以达到完全分离氨基酸的目的,这时可选用另一种溶剂系统进行第二向层析,使在第一向层析中不能分离清楚的 DNS-氨基酸得到完全分离,这样的层析方法称为双向层析。

聚酰胺是一类高分子化合物,含有大量的酰胺基团。这些酰胺基团上的氨基与氨基酸中的羰基形成氢键;而酰胺基团上的羰基又可与氨基酸中的羟基、酚羟基形成氢键。由于不同的氨基酸和聚酰胺形成氢键的能力不同,所以选择适当的溶剂系统对氨基酸混合液进行展层时,不同的氨基酸在溶剂与聚酰胺表面之间的分配系统就呈现差异,这一差异使各种氨基酸在层析过程中分布在不同的位置,得到分离。

【试剂与器材】

1. DNS-Cl 丙酮液 每毫升丙酮液中含 DNS-Cl 2.5mg。
2. 展开剂 第一相苯:冰乙酸 =9:1.7(v/v);第二相 85% 甲酸:水 =1.5:100(v/v)。
3. 1mol/L HCl。
4. 1mol/L NaOH。
5. 0.2mol/L $NaHCO_3$ 溶液 用去离子水配制并用 1mol/L NaOH 调至 pH 9.8。
6. 水饱和乙酸乙酯。
7. 聚酰胺薄膜(5cm×5cm)。
8. 毛细玻管、层析缸、40℃温箱、紫外灯、电吹风。

【操作】

1. 正常人血清处理 取 0.5ml 正常人血清于离心管中加入无水乙醇 1.5ml(一滴一滴地加入并摇匀)沉淀蛋白质,置 4℃冰箱 2 小时,离心取上清液于具塞试管中 80~90℃蒸干备用。

2. 正常人血清中氨基酸的 DNS 化 在有塞试管中(内有经预处理的血清)加 pH 9.8 的 0.2mol/L $NaHCO_3$ 0.2ml、DNS-Cl 丙酮液 0.2ml 充分摇匀,放入 40℃恒温箱保温 30 分钟,去塞后再保温 15 分钟,取出后用 1mol/L HCl 酸化至 pH 2~3。再加水饱和的乙酸乙酯 1ml,摇匀待分层,吸取上层乙酸乙酯液于另一干净的试管中。原管再加乙酸乙酯 1ml,同样摇匀分层收上层液于同一试管中,80~90℃水浴蒸干残渣加无水乙醇 50μl 溶解,摇匀后点样。

3. 正常人血清 DNS-氨基酸的双向层析 取一张 5cm×5cm 聚酰胺薄膜,经左下角距两边各 0.5cm 处点上血清 DNS-氨基酸。点样时用毛细玻管吸取 DNS-氨基酸乙醇液,点样直径控制在 2~3mm 之间,可重复几次以提高浓度,点样量以紫外灯下能见一明亮的荧光点为佳。点样后将膜卷拢放在苯-冰乙酸溶剂系统中进行第一向层析(点样处在下),待溶剂前沿到达离顶端约 3mm 处取出用电吹风冷风吹干至无冰乙酸味为止。在紫外灯下观察层析情况然后将膜调转 90℃与第一向垂直在 85% 甲酸-水溶剂系统中进行第二向层析。层析后,用电吹风热、冷风交替吹去除残存溶剂。在紫外灯下观察结果,并用铅笔轻轻描写出各荧光点位置,对照标准图谱可确定各荧光点的 DNS-氨基酸种类。

【注意事项】

1. 展开剂中含有机溶剂,对人健康有害,实验过程中必须加盖密闭。
2. 萃取时必须使 pH 在 2~3 之间,否则萃取不出,用 1mol/L HCl 酸化注意用最小体积,从一滴加起,且充分混匀。若酸化过分 pH<2~3,可用 1mol/L NaOH 校回。
3. 第二相层析时注意样品放置位置一定要正确。
4. 在紫外灯下观察时必须避光。

【思考题】

1. DNS-氨基酸双向聚酰胺薄膜层析的基本原理是什么?
2. 什么是双向层析?

(倪培华)

实验 13 离子交换层析法分离混合氨基酸

【目的】

掌握:离子交换层析法分离混合氨基酸的基本原理。

熟悉:离子交换层析法分离混合氨基酸的操作过程。

了解:离子交换层析法分离混合氨基酸的注意事项。

【原理】

本实验所用样品为天冬氨酸(pI = 2.97)和赖氨酸(pI = 9.74)的混合液,分别属酸性氨基酸、碱性氨基酸,用强酸型阳离子交换树脂 Dowex50 作为固定相,首先使用 pH 4.2 的柠檬酸缓冲液为洗脱液,此时天冬氨酸带负电荷,不与树脂结合,首先被洗脱出来,赖氨酸带正电荷,与树脂结合较紧;再换用 0.1mol/L NaOH 洗脱,此时赖氨酸带负电荷也被洗脱,两种氨基酸得以分离。再利用氨基酸可与茚三酮反应生成有色化合物进行氨基酸鉴定。

【试剂与器材】

1. Dowex50　对于市售干树脂,先经水充分溶胀后,经浮悬得到颗粒大小适合的树脂,然后加 3 倍量的 2mol/L HCl 溶液,在水浴中不断搅拌加热到 80℃,30 分钟后自水浴中取出,倾去酸液,用蒸馏水洗至中性;然后用 2mol/L NaOH 溶液,同上洗树脂 30 分钟后,用蒸馏水洗至中性,这样用酸碱反复洗,直到溶液无黄色为止。以 1mol/L NaOH 溶液转树脂为钠型,蒸馏水洗至中性备用。过剩的树脂浸入 1mol/L NaOH 溶液中保存,以防细菌生长。

2. 0.1mol/L NaOH。

3. pH 4.2 柠檬酸缓冲液。

4. 样品液:氨基酸混合液。

5. 茚三酮混合液。

6. 层析柱(1.5cm × 25cm)、乳胶塑料管、止水夹、试管、移液管、铁架台。

7. 沸水浴。

【操作】

1. 层析　将 Dowex50 装柱后,用 0.1mol/L NaOH 清洗树脂 6 分钟。再用 pH 4.2 柠檬酸缓冲平衡 10 分钟。加样 4 ~ 5 滴(方法同凝胶层析法)。当样品进入树脂后,加入 pH 4.2 柠檬酸缓冲液洗脱加样后立即收集,每管收集 3ml(控制流速 20 滴/分)。当第一峰一出现,换用 0.1mol/L NaOH 作洗脱液。用 pH 4.2 缓冲液再平衡 10 分钟,再生。

2. 检测　从第 2 管起每收集管中加入 1.5ml 茚三酮显色液,充分混合,沸水浴 15 分钟,自来水冷却,观察氨基酸与茚三酮的显色反应,若生成紫色化合物,则说明收集到氨基酸。

【注意事项】

1. 装柱后要检查柱床是否均匀,若有气泡或分层,需要重新装柱。

2. 柱床面须平整,加样时注意液面相切时加,否则易使样品稀释,但切记不可使柱床面干掉。

3. 用 pH 4.2 柠檬酸缓冲液洗脱时必须严格控制流速,否则赖氨酸来不及与树脂结合,随天冬氨酸一起被洗脱下来,达不到分离的目的。

4. 氨基酸鉴定时,收集液与茚三酮显色液必须充分混匀,否则影响显色。

【思考题】

1. 离子交换层析法分离混合氨基酸的基本原理是什么?

2. 为什么需用 0.1mol/L NaOH 清洗树脂?

（倪培华）

实验 14 微柱法测定血清糖化血红蛋白

【目的】

掌握:微柱法测定血清糖化血红蛋白的基本原理。

熟悉:微柱法测定血清糖化血红蛋白的操作过程。

了解:糖化血红蛋白测定的临床意义。

【原理】

带负电荷的 Bio-Rex 70 阳离子交换树脂与带正电荷的 HbA 及 HbA$_1$ 有亲和力,由于 HbA$_1$ 的两个 β 链 N-末端正电荷被糖基清除,正电荷较 HbA 少。因此,二者对树脂的亲和力不同。用 pH 6.7 磷酸盐缓冲液可首先将带正电荷较少、吸附力较弱的 HbA$_1$ 洗脱下来,用分光光度计测定洗脱液中的 HbA$_1$ 占总 Hb 的百分数,可以计算出 HbA$_1$ 的量。

【试剂与器材】

1. 0.2mol/L 磷酸氢二钠溶液 称取无水 Na$_2$HPO$_4$ 28.369g,溶于蒸馏水中并定容至 1L。

2. 0.2mol/L 磷酸二氢钠溶液 称取 NaH$_2$PO$_4$·2H$_2$O 31.206g,溶于蒸馏水中并定容至 1L。

3. 溶血剂 取 0.2mol/L 磷酸二氢钠 25ml,加 Triton X-100 100mg,加蒸馏水定容至 100ml。

4. 磷酸盐缓冲液(pH 6.7) 取 0.2mol/L 磷酸氢二钠 100ml、0.2mol/L 磷酸二氢钠 150ml,加蒸馏水定容至 1L。

5. 磷酸盐缓冲液(pH 6.4) 取 0.2mol/L 磷酸氢二钠 300ml、0.2mol/L 磷酸二氢钠 700ml,加蒸馏水 300ml。

6. Bio-Rex 70 阳离子交换树脂 200~400 目,钠型,分析纯级。

7. 玻璃或塑料层析柱。

8. 分光光度计。

【操作】

1. 树脂处理 称取树脂 10g,加 0.1mol/L 氢氧化钠溶液 30ml,搅匀,置室温 30 分钟,搅拌 2~3 次。然后,加浓盐酸数滴,调 pH 至 6.7,弃上清液。用蒸馏水约 50ml 洗 1 次,再用磷酸盐缓冲液(pH 6.4)洗 2 次,最后用磷酸盐缓冲液(pH 6.7)洗 4 次。

2. 装柱 将树脂加入磷酸盐缓冲液(pH 6.7)搅匀,用毛细滴管加入塑料微柱内,使树脂床高度达 3~4cm,树脂床应均匀,无气泡无断层即可。

3. 血红蛋白溶液的制备 取 EDTA 抗凝血或毛细管血 20μl,加入生理盐水 2.0ml,摇匀,离心弃上清液,仅留下细胞。加溶血剂 0.3ml,摇匀,置 37℃ 水浴中,15 分钟,以除去不稳定的 HbA$_1$。

4. 柱的准备 将微柱摇动,使树脂混悬。去掉上下盖,将柱插入 1.5cm×15cm 的试管中,让柱内缓冲液完全流出。

5. 上样 用微量加样器取血红蛋白溶液 100μl,加至微柱内树脂床上。待其完全进入树脂床后,将柱子移入另一支 1.5cm×15cm 的试管中。

6. 洗脱 取 3ml 磷酸盐缓冲液(pH 6.7),缓缓加至树脂床上,注意勿冲动树脂。收集洗脱液,此液即为 HbA$_1$(待测定)。

7. 对照 取上述血红蛋白溶液 50μl,加蒸馏水 7.5ml,摇匀,此液即为总 Hb 管。

8. 比色　以蒸馏水作空白,于415nm 波长下测定各管吸光度。

9. 柱的清洗　用过的柱子先加磷酸盐缓冲液(pH 6.4)3ml,使 Hb 全部洗下。再用磷酸盐缓冲液(pH 6.7)洗 3 次,每次 3ml。最后加磷酸盐缓冲液(pH 6.7)3ml,加上下盖,保存备用。

【计算】

$$HbA_1\% = \frac{\text{测定管吸光度}}{\text{对照管吸光度} \times 5} \times 100\%$$

【参考区间】

健康成年人 HbA_1(%):5.0%~8.0%;均值6.5%。

【注意事项】

1. 层析时一般在 28℃ 较为适宜。因此,冬季做实验时应该将柱子置于 28℃ 温箱中洗脱。

2. HbA_1 不能和 HbF、HbH 及 Hb Bart 分开,有前述异常血红蛋白病者不宜用此方法。

3. 标本置室温超过 24 小时可使结果增高。一般标本在 4℃ 冰箱放置可稳定 5 天。

4. 抗凝剂 EDTA 和氧化物不影响结果,肝素抗凝可使结果增高。

【思考题】

1. 微柱法测定 HbA_1 的基本原理是什么?

2. 微柱法测定 HbA_1 的影响因素有哪些? 如何克服?

(梅传忠)

实验15　凝集素亲和层析法测定骨型碱性磷酸酶

【目的】

掌握:凝集素亲和层析法测定骨型碱性磷酸酶的基本原理。

熟悉:凝集素亲和层析法测定骨型碱性磷酸酶的操作过程。

了解:骨型碱性磷酸酶测定的临床意义。

【原理】

将麦胚凝集素用化学方法交联到固相载体上,血清中的骨型碱性磷酸酶可与麦胚凝集素特异性结合,其他蛋白成分随洗脱液流出。然后用 N-乙酰氨基葡萄糖溶液洗脱结合组分,即为骨型碱性磷酸酶。

【试剂与器材】

1. 琼脂糖(Sepharose)4B。

2. 2mol/L NaOH 溶液。

3. 溴化氰。

4. 0.15mol/L PBS(pH 7.2)。

5. 0.1mol/L 硼酸-硼砂缓冲液(pH 8.3):精确称取硼砂 9.54g、硼酸 6.18g、氯化钠4.38g,加蒸馏水溶解至 1000ml。

6. 麦胚凝集素。

7. 10mmol/L Tris-HCl 溶液(pH 7.5)。

8. 0.2mol/L N-乙酰氨基葡萄糖溶液。

9. 布氏漏斗、电磁搅拌器、1.5cm×15cm 的层析柱、部分收集器。

【操作】

1. 活化载体

（1）取 Sepharose 4B 28ml 置于 100ml 的烧杯中，用蒸馏水洗涤 3 次。洗涤方法是将凝胶悬于水中，然后静置 2～3 小时，倾去上液再换新的蒸馏水。

（2）在布氏漏斗上铺好滤纸，将 Sepharose 4B 倾于滤纸上，减压抽滤，尽量除去水分后，加入蒸馏水 20ml。

（3）称固体溴化氰 1g，置有塞子的三角烧瓶中，加入蒸馏水 20ml，配成 5% 浓度，在电磁搅拌器上使充分溶解（约 20 分钟）。

（4）将 Sepharose 4B 置电磁搅拌器上，用 2mol/L NaOH 溶液调节 pH 至 11.0～11.5，然后加入 5% 溴化氰溶液 20ml，2 分钟内加完，不时加入 2mol/L NaOH 溶液，使 pH 保持在 11.0～11.5 范围。

（5）10 分钟后立即倒入布氏漏斗，分别用冷蒸馏水 200ml 及冷硼酸-硼砂缓冲液抽滤洗涤（最好在 90 秒内完成）。

2. 交联

（1）取麦胚凝集素以硼酸-硼砂缓冲液定容为 10～20mg/ml，总量为 20ml（一般偶联量为 10～30mg/g 载体）。

（2）将上述已活化的 Sepharose 4B 迅速加入其中，放在电磁搅拌器上以 10r/min 缓慢搅拌，在 4℃维持 18～20 小时，使其充分交联。

（3）加入 0.15mol/L PBS（pH 7.2）20ml，用布氏漏斗抽滤，收集滤液。从滤液中蛋白质含量可求得 Sepharose 4B 偶联蛋白质量。

（4）继续用大量 0.15mol/L PBS（pH 7.2）洗涤，以除去未结合的残余蛋白质，再加入 0.15mol/L PBS（pH 7.2）混匀。

3. 装柱 柱型可根据需要选用。一般为 1.5cm × 15cm 的层析柱，可装交联的 Sepharose 4B 约 30ml。用 10mmol/L Tris-HCl 缓冲液（pH 7.5）平衡层析柱。

4. 上样 将 0.3ml 血清加到已平衡好的麦胚凝集素亲和层析柱上，静置 1 小时。

5. 洗脱、收集 先用柱平衡液洗脱不结合组分，再用 0.2mol/L 的 N-乙酰氨基葡萄糖溶液洗脱麦胚凝集素的结合组分（即骨型碱性磷酸酶），流速为 0.8ml/min。收集结合组分，测定酶活力，计算相对酶含量。

【参考区间】

人血清骨型碱性磷酸酶相对含量：42.82%～51.86%。

【注意事项】

1. 溴化氰（CNBr）为透明无色晶体，熔点 52℃，沸点 61～62℃，室温下强烈挥发，有剧毒。必须在有良好排气装置的通风橱内操作，工作室内空气也要流通。含 CNBr 的废液可加入固体次氯酸钙或次氯酸钠，用力搅动使完全溶化，达到中和的目的。皮肤少量污染 CNBr 时要立即用流水冲洗，大量污染时可用次氯酸钙或次氯酸钠溶液清洗。不能用肥皂洗，因为会促使 CNBr 吸收。

2. 活化时一般主张在冰浴中进行。有人发现 4℃活化者较 24℃活化者结合率可提高 35%～40%。

3. 柱的再生用 0.15mol/L PBS（pH 7.2）反复洗涤至 A_{280} < 0.02。

4. 载体活化剂溴化氰的加入量一般按 Sepharose 4B 5～10ml 加入溴化氰 1～3g。

5. CNBr 活化 Sepharose 4B 时 pH 必须保持在 11 左右,这对于 Sepharose 4B 的活化程度有决定性意义。由于活化过程中不断释放 H^+,使 pH 下降,因此需要不断地加入 NaOH,以保持 pH 稳定。

【思考题】

1. 影响亲和层析的因素有哪些? 如何克服?

2. 何谓载体? 载体为什么需要活化?

(段　勇)

实验 16　高效液相色谱法同时测定血浆苯巴比妥、苯妥英及卡马西平

【目的】

掌握:高效液相色谱法检测的基本原理。

熟悉:高效液相色谱法检测的基本结构和操作过程。

了解:苯巴比妥、苯妥英及卡马西平的生物学作用。

【原理】

以 C_{18} 多孔吸附颗粒为色谱柱固定相,二氯甲烷为流动相,在高压泵的作用下,液体携带化学结构不同的物质通过色谱分析柱,因其理化性质的差异,它们在柱上保留时间不同,极性强的物质在反相 C_{18} 柱上的保留时间短,出峰快;极性弱的物质则相反。因此,经色谱柱可把苯巴比妥(phenobarbital,PB)、苯妥英(phenytoin,PHT)及卡马西平(carbamazepine,CBZ)分离。血清样品加甲醇沉淀蛋白、上清液进样测定,根据出样的时间判断 PB、PHT 及 CBZ 种类,根据各自峰高,从校正曲线方程求出 PB、PHT 及 CBZ 的浓度。

【试剂与器材】

1. 甲醇(色谱纯)。

2. 标准液:用甲醇精密配制浓度均为 $1000\mu g/ml$ 的 PB、PHT、CBZ 标准储备液。

3. 0.1mmol/L 磷酸盐缓冲液。

4. 二氯甲烷。

【操作】

1. 标准曲线的制作　用正常人血清准确配制 PB、PHT、CBZ 共 3 种药物 $2 \sim 80\mu g/ml$ 的系列混合标准血清样品,共 5 管。其中 $1 \sim 5$ 管中 PB 的浓度分别为 5、10、20、40、$80\mu g/ml$,PHT 的浓度分别为 5、10、15、20、$50\mu g/ml$,GBE 的浓度分别为 2、4、8、16、$32\mu g/ml$,按血清样品处理方式进行处理和分析,以标准浓度为 Y,峰高均值为 X,作标准曲线。

2. 样品分析　取血清 $100\mu l$ 置具塞的 5ml 离心管内,加 pH 7.6 的 0.1mmol/L 磷酸盐缓冲液 $100\mu l$,再加 1.5ml 二氯甲烷,旋涡振荡 3 分钟,3000r/min 离心 10 分钟,用吸管吸弃上层水相,小心将底层二氯甲烷移至另一离心管中,用高纯度氮气于 50℃水浴中吹干二氯甲烷。沿管壁缓缓加入甲醇 $100\mu l$,振荡溶解残留物。用微量进样器取上述甲醇溶液 $20\mu l$,由进样阀进样进行色谱分析。由样品的峰面积可分别在标准曲线上得出 PB、PHT 及 CBZ 的浓度值。

【计算】

据待测样品峰高值从标准曲线上查出相应浓度或由标准曲线方程求得。

【参考区间】

PB、PHT 和 CBZ 的有效药液度范围分别为 $15 \sim 40\mu g/ml$、$10 \sim 20mg/L$ 和 $6 \sim 12\mu g/ml$。

【注意事项】

1. 苯妥英为白色无臭粉末,在空气中易潮解,并吸收 CO_2,析出。所以称量一定要快,否则称量结果不准。

2. 用甲醇沉淀蛋白直接进样,会有少量蛋白污染分析柱,最好在分析柱前接保护柱,这样可减少分析柱的污染,延长分析柱的寿命。

【思考题】

1. 怎样提高分离度?

2. 影响柱效的因素有哪些?

（马建锋）

第四节　离 心 技 术

实验 17　红细胞膜的制备

【目的】

掌握:差速离心分离技术的基本原理。

熟悉:红细胞膜制备的操作过程。

了解:离心技术的分类。

【原理】

成熟的红细胞中不含任何细胞器,因此通过离心技术易得到较纯的红细胞膜。新鲜抗凝全血,离心去除血浆;用等渗缓冲液反复洗涤 3 次,除去黏附在红细胞表面的杂质;洗净后的压积红细胞加入低渗缓冲液,在渗透压力作用下,红细胞膨胀溶血;最后将溶血的红细胞反复洗涤,高速离心去除杂质,弃上清,即得白色的红细胞膜。

【试剂与器材】

1. 等渗磷酸盐酸缓冲液(pH 7.4)

(1)称取 0.780g $NaH_2PO_4 \cdot 2H_2O$ 溶于水,定容至 1000ml。

(2)称取 1.791g $Na_2HPO_4 \cdot 12H_2O$ 溶于水,定容至 1000ml。

(3)取(1)液 380ml 和(2)液 620ml 混匀,加入 NaCL 17.53g,用 HCl 调节 pH 至 7.4,即可。

2. 低渗 Tris-HCl 缓冲液(pH 7.4)

(1)称取 2.42g Tris 溶于水,定容至 500ml。

(2)取 0.84ml HCl,定容至 500ml。

(3)取(1)液 500ml 和(2)液 414ml 混匀,定容至 2 000ml,用 6mol/L HCl 调节 pH 至 7.4。

3. 冷冻离心机。

【操作】

1. 取新鲜抗凝全血4℃ 3000r/min 离心 15 分钟,弃血浆,分离红细胞。

2. 红细胞中加入 3 倍量预冷的 pH 7.4 等渗磷酸盐酸缓冲液,悬浮红细胞后,4℃ 5000r/min 离心 15 分钟,弃上清;重复洗涤三次。

3. 在洗净的红细胞的试管中按 1:40 比例,加入 pH 7.4 低渗 Tris-HCl 缓冲液,悬浮红细胞后,置于4℃ 冰箱中 1~2 小时。

4. 4℃ 12 000r/min 离心 20 分钟,弃上清。再用 Tris-HCl 缓冲液重复洗涤 2~3 次,最后获得离心管底部白色的红细胞膜。

【注意事项】

洗涤红细胞也可使用生理盐水,破红细胞时的低渗溶液也可用蒸馏水。

【思考题】

1. 差速离心法的原理是什么?

2. 什么是相对离心力(RCF)? 它与离心机的转速(r/min)之间的关系如何?

（毕　莹）

第五节　电化学技术

实验 18　离子选择性电极法测定血清钾、钠、氯、钙离子

【目的】

掌握:离子选择性电极法测定血清钾、钠、氯、钙离子的基本原理。

熟悉:离子选择性电极法测定血清钾、钠、氯、钙离子的操作过程。

了解:血清钾、钠、氯、钙离子测定的临床意义。

【原理】

离子选择性电极(ion-selective electrodes,ISE)法是以测定电池的电位为基础的定量分析方法。将 ISE 和一个由银/氯化银构成的参比电极连接起来,置于待测的电解质溶液中,形成一个测量电池。此电池的电位随样品的离子活度的改变而改变,电位的变化符合能斯特(Nernst)方程。

$$E = E^{\theta} + \frac{2.303RT}{nF}LogC_x \cdot f_x$$

式中:E:ISE 在测量溶液中的电位;E^{θ}:ISE 的标准电极电位;R:气体常数[8.314J/(K·mol)];n:待测离子的电荷数;T:绝对温度(237 + t℃);F:法拉第常数(96487C/mol);C_x:待测离子的活度;f_x:待测离子的活度系数。

钾、钠、氯、钙离子电极属于ISE,其电极电位的变化分别选择性地与钾、钠、氯、钙离子活度成比例;而钾、钠、氯、钙离子活度又与待测电解质溶液中相应离子的浓度成正比,因此可通过测量各种 ISE 电位变化测得钾、钠、氯、钙离子浓度。

【试剂与器材】

1. 试剂　包括高、低浓度斜率液,去蛋白液,电极活化液。一般由各电解质分析仪生产厂家配套供应。高、低浓度斜率液的组成除 NaCl 溶液、KCl 溶液外,还要加入一定量的醋酸钠或磷酸二氢钠/磷酸氢二钠溶液,调节特定 pH 来模拟血清水相的离子活度。

2. 仪器　电解质分析仪。

【操作】

不同厂家的电解质分析仪,其操作方法有所不同,应严格按仪器说明书要求进行操作。简要操作程序如下:

1. 开启仪器,清洗管道。

2. 用高、低斜率液进行两点定标。

3. 定标通过后,进行质控物/样品测量。

4. 测定结果由微处理机处理后打印数值。

5. 操作完毕后,清洗电极和管道。

6. 一般要求 24 小时开机运转。

【计算】

仪器在运行过程中,会按设定的程序建立一条校正曲线,然后再测量样品溶液中离子的电极电位,从已建立的校正曲线上求出样品溶液中离子浓度,直接在液晶显示器上显示出来或用内置打印机打印出测量报告。

【参考区间】

血清钾离子:3.5~5.2mmol/L;

血清钠离子:136~145mmol/L;

血清氯离子:96~108mmol/L;

血清钙离子:1.10~1.34mmol/L。

【注意事项】

1. 仪器安装平稳,避免振动,避免阳光直射以及潮湿。

2. 为了保证电极的稳定性,电解质分析仪需要 24 小时开机,处于等待状态。

3. ISE 分析仪钠电极多采用硅酸铝玻璃电极膜制成,使用期较长。钾电极多采用缬氨霉素膜制成,有规定的寿命,需定期更换。氯电极采用 $AgCl$- Ag_2S 为敏感膜,使用久后电极膜头上会出现黑色的物质($AgCl$),此时电极灵敏度下降,需用柔软的布类将膜表面黑色的物质擦去,再用细砂纸轻轻摩擦数次即可。钙电极采用聚乙烯(PVC)电极膜,参比电极通常由 $Ag/AgCl$ 组成,它们均具有较长寿命。

4. 样品一般用血清标本,不主张使用血浆标本,因为抗凝剂的使用可能干扰电解质的测定。标本在采血和处理过程中应避免溶血,溶血后红细胞内 K^+ 释放造成血清钾测定结果假性增高。

5. 所有的样品应避免与空气接触。样品在室温下保存,不要冷冻,盛血样的容器必须干净。样品采集后应尽快测量,最好不超过 1 小时,否则样品 pH 会发生变化。

6. 在样品测量时,注意样品管道内的样品不能有气泡存在。如果有气泡会造成测量结果不稳定或误差,应重复测量样品一次。

7. 若检测尿液标本时,应先离心尿样,以去除细胞、结晶等。然后将尿样作 10 倍稀释后测定,不得分析未经稀释的尿样。

8. 由于在生理范围内钙离子与 pH 的变化呈负相关,每增加 0.1pH 单位,钙离子浓度下降4%~5%。为了比较钙离子的数值,新型电解质分析仪在测定钙离子的同时检测血样pH,再计算出标准化钙离子浓度(即 pH 7.4 时的钙离子浓度)。由于血清/浆中的钙离子约占其总钙的50%,故血清(浆)总钙的浓度可表达为标准化的钙离子浓度的两倍值。

9. 若环境温度的变化达到10℃,需要进行斜率定标。更换定标液时,应同时将废液瓶倒空,并清洗干净。

10. 每个工作日后,必须清洗电极和管道,以防蛋白质沉积。定期用含有蛋白水解酶的去蛋白液浸泡管道,并按厂家规定的程序对仪器进行日常维护和定期保养。

【思考题】

1. 简述 ISE 法测定血清钾、钠、氯、钙离子的原理。

2. 怎样正确使用和维护电解质分析仪?

(段 勇)

实验 19 血气分析

【目的】

掌握:血气分析三电极法测定血液酸碱度及气体的基本原理。

熟悉:血气分析的操作过程。

了解:血气分析各指标的临床意义。

【原理】

用三电极法测定血液酸碱度及气体,即 pH、PCO_2 及 PO_2,再由此计算出其他十多项酸碱平衡指标。

【试剂与器材】

1. 缓冲液 I 又称定标液,pH 7.383 左右,与血液生理值相近。

2. 缓冲液 II 又称斜标液,pH 6.840 左右,作两点(斜率)定标用。

3. 冲洗/清洁液 包括:①冲洗液,带有表面活性剂与防腐剂;②清洁液,清洁管道用;③去蛋白液,是含蛋白酶的溶液,定期使用以清除管道内黏附的血浆蛋白质。

4. 参比电极内充缓冲液 即 4mol/L KCl 溶液,在参比电极保养时需经常更换。

5. 电极填充缓冲液 在氧电极、二氧化碳电极保养时需更换。

6. 气体 对气体的要求因各厂家仪器型号不同而略有差异。一般一点定标用气体含 $CO_2 5\%$、$O_2 20\%$,其余为 N_2。两点定标用气体含 $CO_2 10\%$,其余为 N_2。现代的血气分析仪可通过气体分配装置直接利用空气中的 O_2 和 CO_2 气体。

7. 器材 包括恒温测定室、电极和微处理机,其中核心是三个电极。

(1)pH 电极:由玻璃电极(指示电极)、饱和甘汞电极或 Ag/AgCl 电极(参比电极)和电极间的液体组成。利用电位法测定样本的 pH,实际上是测定样本的氢离子活度。电位高低与氢离子活度的负对数成正比,结果以 pH 的形式输出。

(2)PCO_2 电极:是一种气敏电极,由 pH 玻璃电极、饱和甘汞电极和装有电极液(外缓冲液)的电机套组成的复合电极。电机套头部装有 CO_2 透气膜,此膜为聚四氟乙烯膜或硅胶膜,它能选择性地透过 CO_2 分子,而带电荷的 H^+ 和 HCO_3^- 则不能通过。血液中 CO_2 分子通过膜与碳酸氢盐平衡改变了 pH 而被测定,结果换算成 PCO_2。

(3)PO_2 电极:由铂阴极、Ag/AgCl 阳极和一盛有 PO_2 电极缓冲液(含 KCl 的磷酸盐缓冲液)的有机玻璃套组成。玻璃套的顶端覆盖一层能选择性透过 O_2 的聚丙烯膜。在铂阴极外加 $-0.65V$ 极化的直流电压,当样本中的 O_2 透膜扩散到铂阴极表面时被还原,所产生的电解电流与 PO_2 成正比。

【操作】

1. 标本的采集 采血是进行血气分析十分重要的环节,样品采集和保存不当,均可造成结果的偏差。

采血要求:①患者处于安静状态下。②合理的采血部位,一般桡动脉是取动脉血的理想部位,也可用动脉化毛细血管血。若穿刺桡动脉则需施行 Allen 实验,步骤如下:让患者紧握拳头;采血者用手指压住患者手腕,同时阻断桡动脉和尺动脉血流;让患者松开拳头,不可完全伸直,可见手掌与手指呈现苍白色;采血者放松尺动脉压迫,观察受检者手掌能否在 15 秒内重新变红;能在 15 秒内变红为阳性,方可在桡动脉采血,反之不能在桡动脉采血。③肝素抗凝,抗凝剂用 1000U/ml 肝素。动脉采血前,用干燥空针抽吸肝素湿润内腔,推出多余肝素,空针无效腔中留下的肝素(约 0.1ml)足以抗凝 2ml 全血,采血完后针筒在两手掌间轻搓混匀。④严格隔绝空气,穿入动脉后,由于动脉压力可使针筒活塞自动上升,采完后离体的针头立即刺入一橡皮塞,使血液与空气隔绝。⑤抽血后立即送检,如果血标本采集后 30 分钟内不能检测,必须将其保存于 0~4℃环境中,但也不得超过 2 小时。⑥如病情许可,最好在停止给氧 30 分钟后再采血,否则应注明给氧浓度。

2. 测定　自动化血气分析仪 24 小时开机,能定时自动定标。仪器随时处于待命状态,一旦有标本即可上机分析。

(1)进样:进样前将标本再次混匀,打开进样器,自动或手动进样,进样前挤去针筒头部血液少许。若用毛细血管血,则选择毛细血管方式进样。注意血液必须无凝块,否则会造成小管道的堵塞。

(2)输入数据:①大气压(atmospheric pressure),现今大部分仪器能自动测量不需要输入;②患者体温,患者体温每升高 1℃,血液 pH 可下降 0.0147;③患者 Hb 值,部分仪器也能自动测定 Hb;④吸入氧浓度(FIO_2%),若医生注明吸入氧浓度为 L/min,则按以下公式换算为%浓度输入:$L/min \times 4 + 21 = FIO_2\%$;⑤呼吸商(respiratory quotient),大部分仪器已用 0.80~0.85 设定,可不予更改。

(3)报告:仪器自动测量,打印出结果,发出报告。

(4)仪器再度处于待命状态,随时接受下一个标本。

3. 仪器的维护保养　为使测定结果准确可靠,除应严格按照各仪器的操作规程进行操作、校正和测定外,还应注意维护保养,否则测定结果会受到影响。

(1)日维护:检查各试剂量是否充足,气体压力是否在规定范围内,倒掉废液瓶,擦去血迹等。

(2)周维护:用清洁液、去蛋白液清洁管道。

(3)每月或每季对电极的保养。①pH 电极:其电极芯为 Ag/AgCl 电极,其中灌注内缓冲液,留有一小气泡,此气泡不宜过大,使用过程中如气泡增大说明密封不好,有渗漏现象,不能继续使用。电极用久后可能老化,使反应低下甚至不能正常工作,则需更换新电极。血浆蛋白对电极污染会出现反应异常,可用去蛋白液浸泡 30 分钟,然后用 pH 7.383 缓冲液洗涤。若仍无改善,可检查参比电极,更换内充液和参比电极膜。②PCO_2 电极:其性能基本同 pH 电极,所不同的是 PCO_2 电极需装尼龙网及渗透膜和注入外缓冲液(也有些仪器尼龙网已固定在电极玻璃膜上,只要更换渗透膜)。渗透膜应平整,不能有皱纹、裂缝和针眼并保持清洁。渗透膜及尼龙网与敏感玻璃膜紧贴,不能夹有空气,否则可致反应速度变慢,显示不稳定,引起测定误差。定期更换电极外(或内)填充液(缓冲液),外缓冲液不宜装得过满,应留有小气泡,使温度升高时有膨胀余地,以免电极膜变形影响测定结果。用随机所带清洁剂清洗电极。如换缓冲液后电极反应低下,则更换渗透膜。③PO_2 电极:长期使用后其阴极端的磨砂玻璃上会有 Ag 或 AgCl 沉积,使电极灵敏度改变,最好在细砂纸上滴几滴 PO_2 电极外缓冲液,磨去沉积,再用外缓冲液洗净。渗透膜及电极外缓冲液更要定期更换,方法同 PCO_2 电极。④参比电极:pH 测量系统的故障大多数是参比电极影响所致,因而参比电极的安装和更换很重要。⑤KCl 溶液易渗出产生结晶,电极膜及电极套要定期更换。

【计算】

带计算机的全自动血气分析仪将三电极法测定的结果与输入的数据换算成十多项血气参数,以打印的形式报告结果。

【参考区间】

酸碱度(pH):动脉血 pH:7.35~7.45;静脉血 pH:7.32~7.42;极值 pH:<6.8 或 >7.8。

动脉血氧分压(partial pressure of arterial oxygen, PaO_2):10.64~13.30kPa(80~100mmHg)。

氧饱和度(oxygen saturation, $SatO_2$):91.9%~99.0%。

血红蛋白 50% 氧饱和度时氧分压(partial pressure of oxygen of hemoglobin 50% oxygen saturation, P_{50}):3.5kPa(26.6mmHg)。

二氧化碳分压(partial pressure of carbon dioxide, PCO_2):4.65~5.98kPa(35~45mmHg),极值 <1.33kPa(10mmHg),>17.29kPa(130mmHg)。

二氧化碳总量(total carbon dioxide, TCO_2):24~32mmol/L,均值 28mmol/L。

二氧化碳结合力(carbon dioxide combining power, CO_2CP):23~31mmol/L。

实际碳酸氢盐(actual bicarbonate, AB)和标准碳酸氢盐(standard bicarbonate, SB)AB:21.4~27.3mmol/L,均值 24mmol/L;SB:21.3~24.8mmol/L,均值 23mmol/L。

缓冲碱(buffer base, BB) 血浆缓冲碱(BBp):41~42mmol/L;全血缓冲碱(BBb):46~50mmol/L;细胞外液缓冲碱(BBecf):43.8mmol/L。

剩余碱(base excess, BE)或碱不足(base deficit, BD):-3~+3mmol/L,平均为 0mmol/L。

阴离子间隙(anion gap, AG):8~16mmol/L,平均 12mmol/L。

【注意事项】

1. 为使仪器始终处于稳定的工作状态,有利于对电极的保护,应使仪器 24 小时开机运转。由于种种原因不能 24 小时开机时,开机后应待仪器预热到 37℃,1~2 小时后再使用,否则可能出现明显的漂移现象。

2. 血气分析的重要影响因素是标本,有时标本因素引起的误差大于仪器因素。标本用肝素抗凝,无凝块;动脉血标本不能接触空气,不能含气泡;应及时送检,否则必须置于冷环境以减少糖酵解和氧消耗,注射器置于冰上,毛细管水平置于冷容器中。

3. 测定前血标本必须充分混匀,特别对能测定 Hb 的全自动血气分析仪更应注意,否则 Hb 浓度既测不准确又缺乏重现性。由于 Hb 的测定误差,也会影响到剩余碱、氧饱和度、氧含量等结果的可靠性。

4. 患者体温、Hb 浓度、吸入氧浓度等数据必须正确输入,否则对测定结果有较大影响。

5. 定期定时做好仪器的质量控制,通常有三个或两个不同浓度的质控品,仪器生产厂家一般都可提供商品质控物。如遇失控情况,注意观察和寻找原因,及时保养仪器、更换电极膜等。

【思考题】

1. 在血气分析结果中,哪些指标是测定值,哪些是计算值?

2. 哪些指标主要受代谢性因素的影响,哪些主要受呼吸性因素的影响?

（段 勇）

第六节 免疫化学技术

实验 20 免疫透射比浊法测定 C-反应蛋白

【目的】

掌握:免疫透射比浊法测定 C-反应蛋白的原理。

熟悉:免疫透射比浊法测定 C-反应蛋白的试剂组成和操作过程。

了解:C-反应蛋白标准曲线的制作和特点。

【原理】

血清中 C-反应蛋白(C-reactive protein,CRP)与试剂中抗人 CRP 抗体相结合,形成抗原-抗体复合物,使溶液浊度增加。在波长 340nm 处测定抗原-抗体复合物的浊度,根据吸光度的变化,即可定量检测血清中 CRP 的含量。

【试剂与器材】

1. 试剂Ⅰ 含 100mmol/L Tris 缓冲液(pH 7.5);聚乙烯醇(PEG);0.95g/L 叠氮钠。

2. 试剂Ⅱ 含 100mmol/L Tris 缓冲液(pH 8.0);羊抗人 CRP 抗血清;0.95g/L 叠氮钠。

3. 校准品 为冻干人血清,含不同浓度的 CRP 纯化抗原。

4. 自动生化分析仪或分光光度计。

【操作】

按表 2-10 操作。

表 2-10　免疫透射比浊法测定 C-反应蛋白操作步骤

加入物(μl)	空白管(B)	测定管(U)
血清标本	—	15
生理盐水	15	—
试剂Ⅰ	250	250
混匀,37℃保温 5 分钟,以生理盐水调零,在波长 340nm 处读取各管吸光度(A_{1B},A_{1U})		
试剂Ⅱ	50	50
混匀,37℃保温 5 分钟,以生理盐水调零,在波长 340nm 处读取各管吸光度(A_{2B},A_{2U})		

【计算】

$$\Delta A_U = \left(A_{2U} - \frac{265}{315} A_{1U} \right) - \left(A_{2B} - \frac{265}{315} A_{1B} \right)$$

式中:265/315 为体积校正系数,265 是加入试剂Ⅱ前体积,315 是加入试剂Ⅱ后体积。

按照试剂配套校准品使用要求,在自动生化分析仪上,以生理盐水为空白,用 5 个不同水平的校准液进行多点定标,采用非线性模式,如 Logit-Log 拟合成校准曲线,用于结果计算。

【参考区间】

血清 CRP 参考区间与年龄、生理状态有关。新生儿≤0.6mg/L;出生后第 4 天至 1 个月的婴儿≤1.6mg/L;妊娠妇女≤47mg/L;成人和儿童为 0.068~8.2mg/L。

【注意事项】

1. 后带现象　CRP 浓度≤2 000mg/L 时无后带现象。后带现象是指反应体系中待测物质(抗原)含量过高时,抗原与抗体的比例不合适所形成的复合物少且小,不出现浑浊的现象。免疫比浊法是通过测定抗原-抗体复合物微粒引起反应液浊度变化而定量的方法,因此出现后带现象对测定结果影响很大。当样品中 CRP 浓度过高时,可对样品进行稀释,调整抗原和抗体比例可避免出现后带效应。

2. 样品一般采用早晨空腹血清、EDTA 或肝素抗凝血浆。采血后要尽快分离血清或血浆,室温存放不得超过 12 小时,在 2~8℃存放可稳定 5 天,-20℃可保存 1 个月。

3. 严重浑浊样品必须经离心处理,稀释后测定。

4. 不同厂家提供的试剂盒所含的促聚剂、缓冲剂和防腐剂等组成不同,CRP 参考区间各异,请参照不同试剂盒的说明书。

5. 本法分析范围为 2~250mg/L,当样品测定值超过上限时,应将样品用生理盐水稀释后再测定,结果乘以稀释倍数。

6. 试剂中的抗体只特异地与人 CRP 产生抗原抗体结合反应。当样品中抗坏血酸浓度≤1704μmol/L、胆红素浓度≤684μmol/L、血红蛋白浓度≤5g/L、甘油三酯浓度≤22.6mmol/L 时无干扰。

7. 临床常规检测 CRP 方法的最低限一般为 1~5mg/L。近年来采用胶乳增强试剂,即将抗人 CRP 抗体包被于聚苯乙烯胶乳微粒上,以其捕获样品中的 CRP,形成较大的凝集物,可显著提高检测灵敏度,检测低限可达 0.005~0.1mg/L。这种用灵敏方法检测的 CRP 称为超敏 C-反应蛋白(hypersensitive C-reactive protein,Hs-CRP),可作为心血管疾病的独立危险因子。

【思考题】

前带和后带现象对免疫比浊法测定有何影响?

(林孟戈)

实验 21　免疫透射比浊法测定脂蛋白(a)

【目的】

掌握:免疫透射比浊法测定脂蛋白(a)的原理和注意事项。

熟悉:免疫透射比浊法测定脂蛋白(a)的操作。

了解:血清脂蛋白(a)测定的临床意义。

【原理】

血清样本中脂蛋白(a)[lipoprotein (a),Lp(a)]或 Apo(a)与试剂中特异性抗人 Lp(a)多克隆抗体或抗 Apo(a)单克隆抗体相结合,形成不溶性免疫复合物,使反应液产生浑浊,浊度高低在一定范围内反映样本中 Lp(a)含量。通过 Lp(a)校准血清制作的校准曲线计算出样本中 Lp(a)含量。

【试剂与器材】

1. 试剂 I　60mmol/L 磷酸缓冲液(pH 8.0);30g/L 聚乙烯醇;100mmol/L NaCl;1.0mmol/L EDTA;表面活性剂;叠氮钠。

2. 试剂 II　100mmol/L 磷酸缓冲液(pH 8.0);抗人 Lp(a)抗体;防腐剂;稳定剂。

3. Lp(a)校准品　不同浓度的定值人血清,定值见不同批号说明书。

4. 自动生化分析仪或分光光度计。

【操作】

1. 自动生化分析仪法 按仪器和试剂盒说明书进行操作,通过校准品校准后进行样品测定。基本测定参数为:

分析方法:二点终点法　　　　　　　反应温度:37℃

主波长:340nm　　　　　　　　　　副波长:700nm

反应时间:10 分钟　　　　　　　　　样品用量:5μl

试剂Ⅰ用量:300μl　　　　　　　　试剂Ⅱ用量:100μl

样品/试剂:5/400

2. 手工操作法 测定操作步骤见表 2-11。根据试剂盒使用说明书的要求确定样品与试剂体积比例,适当增加样品和试剂体积以方便比色测定。

表 2-11 血清免疫透射比浊法测定 Lp(a)操作步骤

加入物(μl)	空白管(B)	标准管(S)	测定管(U)
试剂Ⅰ	300	300	300
生理盐水	5	—	—
标准液	—	5	—
样品	—	—	5
混匀,于37℃保温 5 分钟,在主波长 340nm 和副波长 700nm 下读取各管吸光度 A_1(340nm,700nm)			
试剂Ⅱ	100	100	100
混匀,于37℃保温 5 分钟,在主波长 340nm 和副波长 700nm 下读取各管吸光度 A_2(340nm,700nm)			

【计算】

自动生化分析仪可根据不同浓度标准品测定的吸光度值,以 Logit- Log 非线性方程拟合校准曲线,样品中 Lp(a)的含量可根据吸光度变化值在校准曲线上求得。

【参考区间】

0 ~ 300mg/L。

【注意事项】

1. Lp(a)浓度的个体差异大,正常人 Lp(a)结果呈偏态分布,80% 正常人 Lp(a) < 200mg/L,文献报道的 Lp(a)均数多在 120 ~ 180mg/L 范围,一般以高于 300mg/L 作为病理性增高。

2. Lp(a)中特殊的抗原成分 Apo(a)具有高度多态性,其分子大小的不均一性对免疫化学法测定 Lp(a)的结果必然产生影响。由于参考物质与待测样本中 Apo(a)的大小、分布不可能完全一致,即使采用国际参考物质亦不能避免测定结果的不准确性。

3. 由于 Apo(a)与纤维蛋白溶酶原的结构的相似性和基因的同源性,两者之间存在交叉免疫反应,影响免疫化学测定,必须制备和采用特异性的单克隆抗体。

4. 由于抗体对不同分子大小的 Apo(a)反应性和亲和性不同,使不同检测系统测定结果的可比性差。因此,使用不同商品试剂盒和不同测量程序测定的结果间存在差异。

5. 样本检测范围为 60 ~ 1600mg/L,当样本的浓度超过检测范围时,宜用生理盐水稀释后重测。

6. 干扰物质:胆红素浓度 < 1.026mmol/L、血红蛋白浓度 < 5g/L、甘油三酯浓度 < 11.3mmol/L 时,对结果无明显干扰。

【思考题】

1. 简述免疫透射比浊法测定血清 Lp(a)的原理。

2. 有哪些因素会影响免疫透射比浊法测定血清 Lp(a)结果的准确性?

(林孟戈)

实验 22　免疫透射比浊法测定血清胱抑素 C

【目的】

掌握:免疫透射比浊法测定血清胱抑素 C(cystatin C,Cys-C)的原理和操作步骤。

熟悉:免疫透射比浊法测定血清胱抑素 C 相关的仪器参数设置。

了解:血清胱抑素 C 测定的临床意义。

【原理】

血清样本中的 Cys-C 与超敏化的抗 Cys-C 抗体胶乳颗粒反应形成免疫复合物,使反应溶液浊度增加。其浊度的变化与血清中 Cys-C 的浓度成正比,可在波长 570nm 处检测吸光度的增加速率,并与校准品比较,计算出 Cys-C 的浓度。

【试剂与器材】

1. 试剂Ⅰ　Tris 缓冲液(pH 7.4)。

2. 试剂Ⅱ　抗人 Cys-C 多克隆抗体胶乳颗粒悬浊液。

3. 校准品　配套 Cys-C 校准液,靶值见不同批号说明书。

4. 自动生化分析仪或免疫比浊分析仪。

【操作】

1. 仪器测定主要参数　透射比浊法;反应温度 37℃;主波长 570nm;副波长 800nm;样本/试剂体积比为 3/250。

2. 校准曲线制作　将试剂盒配套的校准品稀释成系列浓度,按照检测步骤进行测定,读取各浓度校准品的 $\Delta A/min$,与相应的 Cys-C 浓度绘制校准曲线。

3. 检测步骤　$3\mu l$ 血清标本加入 $125\mu l$ 试剂Ⅰ中,混匀,37℃孵育 5 分钟,再加 $125\mu l$ 试剂Ⅱ,混匀,延滞时间 60 秒,监测时间 90 秒,记录吸光度变化速率($\Delta A/min$)。

【计算】

根据血清标本测定的 $\Delta A/min$ 值,从校准曲线上查出血清 Cys-C 的浓度。

【参考区间】

成人血清(或血浆)Cys-C 浓度为 0.59 ~ 1.03mg/L。建议各实验室最好建立自己的参考区间。

【注意事项】

1. 样本　采用血清或血浆(EDTA 或肝素抗凝血)在室温保存可稳定 6 天,4℃密封保存可稳定 12 天,−80℃可稳定 14 个月以上。

2. Cys-C 标准品来源　①从人尿液中纯化的 Cys-C;②纯化的人类 Cys-C 用重组 Cys-C 定值;③重组 Cys-C,溶于马血清中。用不同来源的标准品,参考区间会有一定的差异。

3. 采用胶乳增强免疫比浊法比一般免疫比浊法灵敏度高,检测灵敏度为 0.05mg/L。当样品浓度在 0.53 ~ 2.02mg/L 时,批内 CV≤1.41%,批间 CV≤2.10%。

4. 本法线性范围可达 8mg/L,如标本浓度超出线性范围,需用生理盐水稀释后重新测定,结果乘以稀释倍数。

5. 干扰 血红蛋白 < 4. 6g/L、抗坏血酸 < 500mg/L、甘油三酯 < 10mmol/L、胆红素 < 311μmol/L、类风湿因子 < 240U/ml 时,对本实验不产生干扰。

【思考题】

1. 简述免疫透射比浊法测定血清 Cys-C 的原理。

2. Cys-C 作为反映肾小球滤过率的内源性标志物有何特点?

(林孟戈)

实验 23 散射免疫比浊法测定血(尿)α_1-微球蛋白

【目的】

掌握:散射免疫比浊法测定 α_1-微球蛋白的原理。

熟悉:散射免疫比浊法测定 α_1-微球蛋白的操作步骤。

了解:α_1-微球蛋白测定对肾脏疾病诊断的临床意义。

【原理】

本法为速率散射比浊法。样本中的 α_1-微球蛋白(α_1-microglobulin,α_1-MG)与试剂中的抗 α_1-MG 抗体结合,形成抗原抗体复合物。当一定波长的入射光沿水平方向射向抗原抗体反应体系形成复合物颗粒,会导致光线折射和衍射产生散射光。散射光的强度与抗原抗体复合物的量呈正相关,在抗体量与抗原量比例适当的情况下,抗原抗体复合物的量又与样本中 α_1-MG 量呈正相关,通过测定样本某一角度散射光的强度,即可从校准曲线计算出待测样本中 α_1-MG 的含量。

【试剂与器材】

1. 试剂 I 羊抗人 α_1-MG 抗体;< 0.1%(w/w)叠氮钠。

2. 试剂 II 缓冲溶液。

3. 配套校准品。

4. 全自动特定蛋白免疫分析仪。

【操作】

仪器测定主要参数:速率散射免疫比浊法;反应温度 37℃,波长 670nm;样本体积 21μl;试剂 I 体积 21μl;试剂 II 体积 300μl。详细参数根据仪器和试剂盒说明书设置。

启动仪器,加载试剂到试剂区,将校准品、质控品和待测样本放置于样本架上,送入样本盘,仪器在反应区自动完成校准曲线制作和样本检测。

【计算】

分析系统可根据校准曲线自动计算出样本 α_1-MG 的含量。

【参考区间】

随机尿 < 12.5mg/L;24 小时尿 < 12.8mg/L;血清 10 ~ 30mg/L。

【注意事项】

1. 散射免疫比浊法可分为终点散射比浊法、定时散射比浊法和速率散射比浊法,各厂家生产的特定蛋白免疫分析系统测定原理和反应条件不同,应严格按照分析系统的操作规程进行测定。

2. 尿液 α_1-MG 较稳定,不受 pH 变化的影响,但尿液标本应避免冷冻或被血液污染。

3. 反应溶液中的灰尘等颗粒物质会产生额外的光散射信号,影响分析结果。尿液标本测定前应以 15 000 × g 离心 10 分钟,取上清液测定。

4. 本法分析范围为 4~80mg/L。当样本测定值超过上限时,应稀释后重新测定。

【思考题】

不同类型的散射免疫比浊法各有何特点?

（林孟戈）

实验 24　透射免疫比浊法测定心肌肌红蛋白

【目的】

掌握:透射免疫比浊法测定心肌肌红蛋白的原理。

熟悉:心肌肌红蛋白测定的操作步骤。

了解:肌红蛋白测定的临床意义。

【原理】

本实验采用胶乳增强免疫透射比浊法,将包被抗人肌红蛋白特异性抗体的胶乳颗粒与标本混合,标本中的肌红蛋白与胶乳颗粒表面的抗体结合,使相邻的胶乳颗粒彼此交联,发生凝集反应产生浊度。浊度的增加与标本中肌红蛋白含量成正比,通过与校准物比较即可求出样品中肌红蛋白的含量。

【试剂与器材】

1. 试剂 I　160mmol/L 甘氨酸缓冲溶液(pH 9.0);27mmol/L EDTA-Na;5.8g/L 牛血清白蛋白。

2. 试剂 II　160mmol/L 甘氨酸缓冲溶液(pH 9.0);0.49g/L 抗人肌红蛋白抗体胶乳颗粒;5.8g/L 牛血清白蛋白。

3. 人血清肌红蛋白校准品。

4. 自动生化分析仪或分光光度计。

【操作】

按表 2-12 操作。

表 2-12　透射免疫比浊法测定肌红蛋白操作步骤

加入物(μl)	空白管(B)	标准管(S)	测定管(U)
试剂 I	200	200	200
蒸馏水	20	—	—
肌红蛋白校准品	—	20	—
待测样本	—	—	20
混匀,37℃保温 5 分钟,以空白管调零,于 570nm 波长读取吸光度 A_1			
试剂 II	150	150	150
混匀,37℃保温 5 分钟,以空白管调零,于 570nm 波长读取吸光度 A_2			

【计算】

$$\Delta A = A_2 - A_1$$

根据不同浓度校准品的 ΔA,采用非线性 Logit-Log(4p)法绘制校准曲线,测定管 ΔA 从校准曲线上查出测定结果。

【参考区间】

成人血清肌红蛋白 0~70μg/L。

【注意事项】

1. 血清或血浆标本室温下可保存 2 天,4℃可稳定 1 个月,−20℃可保存 3 个月。

2. 脂血标本、类风湿因子阳性标本会出现结果假性增高,某些药物如甘珀酸钠、两性霉素 B、苯丙胺等可使血清肌红蛋白增高。

3. 本法测定肌红蛋白的线性范围为 3 ~ 600μg/L,样品浓度超过检测上限应将样品稀释后重新测定,结果乘以稀释倍数。

4. 样品中抗坏血酸浓度 ≤1704μmol/L、胆红素浓度 ≤684μmol/L、血红蛋白浓度 ≤4.00g/L、甘油三酯浓度 ≤11.3mmol/L 时,对测定结果无明显干扰。

【思考题】

有哪些因素会影响胶乳增强免疫透射比浊法测定肌红蛋白的结果?

(林孟戈)

实验 25 化学发光免疫法测定心肌肌钙蛋白 T

【目的】

掌握:化学发光免疫法测定心肌肌钙蛋白 T 的原理。

熟悉:化学发光免疫法测定心肌肌钙蛋白 T 的操作步骤和注意事项。

了解:不同类型化学发光免疫分析系统的特点。

【原理】

化学发光免疫法(chemiluminescence immunoassay,CLIA)是一种由酶催化化学发光反应的分析技术。加入包被有抗心肌肌钙蛋白 T(cardiac troponin T, cTnT)单克隆抗体的聚苯乙烯珠及辣根过氧化物酶标记的抗 cTnT 单克隆抗体,通过抗原-抗体结合反应,形成酶标抗体-cTnT-抗体-聚苯乙烯珠复合物,除去游离的酶标抗体,再加入鲁米诺(luminol)发光体系,测定发光强度,根据发光强度大小对待测的心肌肌钙蛋白 T 进行定量分析,发光强度与待测样品浓度呈线性关系。

【试剂与器材】

1. 包被有抗 cTnT 单克隆抗体的聚苯乙烯珠。

2. 辣根过氧化物酶标记的抗 cTnT 单克隆抗体。

3. 0.02mol/L PBS(pH 7.4 ± 0.2)。

4. 洗涤缓冲液 含 0.05% Tween-20 的 PBS(0.5ml Tween-20 加 PBS 至 1L)。

5. 0.05mmol/L 的 Tris 缓冲液(pH 8.5)。

6. 发光体系 取鲁米诺 4.5mmol,H_2O_2 7.5mmol,肉桂酸 0.4mmol,四苯硼钠 0.8mmol 加水溶解并定容至 1L。

7. cTnT 标准品 配制成 0.1、0.2、0.4、0.8、1.6、3.2、6.4、12.8、25.6、51.2μg/L 和 102.4μg/L 共 11 个标准浓度。

8. 样品 患者血清或质控血清。

【操作】

1. 在硅化试管中加入包被有抗 cTnT 单克隆抗体的聚苯乙烯珠、150μl 标准品或待测样品、150μl 酶标抗体,37℃孵育 2 小时,形成双抗体夹心复合物。

2. 洗涤缓冲液洗涤 5 次,加入 0.05mmol/L 的 Tris 缓冲液 200μl 及发光体系 100μl。

3. 混匀后置化学发光仪测定相对发光单位。

【计算】

1. 以 cTnT 标准品浓度为横坐标,对应的相对发光单位为纵坐标,在坐标纸上绘制校正曲线。

2. 根据待测样品相对发光单位,查校正曲线,即可得出 cTnT 的含量。

【参考区间】

血清 cTnT ＜0.01μg/L。

【注意事项】

1. 溶血和脂血标本对测定结果有影响。标本采集后应及时检测,若在 24 小时内无法完成测定,可于 −20℃冷冻保存至少 3 个月。

2. 血浆中加入的抗凝剂可能使肌钙蛋白复合物解离,引起测定结果较血清偏低,会导致早期或微小心肌梗死的漏诊,因此最好用血清标本。

【思考题】

试述不同类型化学发光酶免疫测定技术的原理。

(林孟戈)

实验 26　化学发光酶免疫法测定地高辛

【目的】

掌握:化学发光酶免疫法测定地高辛的基本原理。

熟悉:化学发光酶免疫法测定地高辛的操作过程。

了解:地高辛的生物学作用。

【原理】

本法属于竞争结合酶免法:待测地高辛与试剂中 ALP 标记地高辛竞争性结合抗地高辛抗体,形成的复合物再与包被山羊抗兔二抗抗体的磁性微珠结合,磁性微珠复合物在磁场的作用下,快速地与其他非特异性物质分离,经洗涤去掉未结合的 ALP- 地高辛与后,加入化学发光底物(Lumi- Phos* 530),固相结合的碱性磷酸酶水解化学发光底物发出光子并被光电比色计所检测。最后,对照仪器中储存的多点定标曲线中所描述的光量子与标准品地高辛浓度,即可得知样品中地高辛的含量。

【试剂与器材】

1. 化学发光酶免疫法测定分析仪。

2. 与检测仪器匹配的地高辛检测试剂盒,主要成分包括:

(1)包被有羊抗兔 IgG 的磁性颗粒的 Tris 缓冲液。

(2)含标记有碱性磷酸酶的地高辛酶结合物的 Tris 缓冲液。

(3)含兔抗地高辛抗体的 Tris 缓冲液。

3. 样本要求

(1)样本类型及样本量:空腹静脉血约 3ml,用普通无任何添加剂试管(不抗凝)采集标本。服用地高辛之前或服用地高辛 6~8 小时后采集血液样本。

(2)样本处理:血液自然凝固后离心分离血清(2 小时内完成)。

(3)样品储存和稳定性:样品在室温下,血清样本密闭保存稳定 8 小时,若样本 8 小时内不能完成检测,将样品冷藏于 2~8℃,结果稳定 48 小时,−20℃可长期保存。

【操作】

1. 定标

（1）定标品：试剂生产公司的地高辛定标液（包括不同浓度 0、0.5、1.0、2.0、4.0 和 6.0μg/L 的 S0、S1、S2、S3、S4、S5 六瓶定标液）。

（2）定标频率：每批试剂必须标定一次，每次定标后有效期为 28 天。

（3）准备：直接使用。

（4）储存：2 ~ 10℃可稳定到定标品瓶标签上标出的失效期。

2. 样品测定步骤

（1）根据仪器说明书指导，编写操作标准操作程序（SOP）。

（2）按照 SOP 操作仪器。

（3）每次样本检测时，同时检测质控样本。

（4）输入样品架编号、样品编号和检测请求，将被要求的样品放入样品架，并验证输入信息是否正确。

（5）装载样品架，仪器自动测定项目，计算结果并传输数据。

【计算】

仪器直接打印出原始浓度结果。

【参考区间】

治疗心力衰竭的成人地高辛血清有效浓度为 0.8 ~ 2.0ng/ml，治疗心房纤颤及心房扑动的有效浓度为 2.0ng/ml 左右甚至更高。地高辛安全范围极小，当血清浓度超过 1.5ng/ml 便有部分患者出现毒性反应，而超过 2.0ng/ml 后，毒性反应的发生率呈指数式急剧增加，治疗时要严格控制血清中的浓度。

【注意事项】

1. 本法检测特异性高，能抵抗样品中胆红素 >171μmol/L、甘油三酯 > 20.32mmol/L 及血红蛋白 >10g/L 的干扰。

2. 可能存在样本内嗜异性抗体干扰。

3. 由于交叉反应，地高辛检测会受到地高辛代谢物、强心苷和一些合成类固醇药物的影响。

【思考题】

1 目前国家卫计委检验中心进行室间质量评估时，对同一项目各实验室回报结果统计时按不同检测系统分别统计，目的是什么？

2 操作步骤中规定："每批试剂必须标定一次，每次定标后有效期为 28 天"原因是什么？

（马建锋）

第三章

临床生物化学检验常规应用实验

第一节　化学法测定实验

实验 27　果糖胺法测定血清糖化白蛋白

【目的】

掌握:果糖胺法测定血清糖化白蛋白的基本原理和方法。

熟悉:果糖胺法测定血清糖化白蛋白的操作过程及注意事项。

了解:果糖胺法测定血清糖化白蛋白的参考区间和临床意义。

【原理】

在碱性溶液中血清白蛋白可以与葡萄糖及其他糖类进行反应,形成酮胺。酮胺与硝基四氮唑蓝(NBT)可以发生还原反应,产生紫红色甲𬶏,甲𬶏的生成量与血清糖化白蛋白浓度成正比。以具有同样氨基-1-脱氧-2-酮糖结构的1-脱氧-1-吗啉果糖(DMF)为标准参照物,制作校正曲线,从校正曲线上查出对应的血清糖化白蛋白浓度。

【试剂与器材】

1. 0.1mol/L 碳酸盐缓冲液(pH 10.8)　称取无水碳酸钠9.54g、碳酸氢钠0.84g,溶解于蒸馏水并定容至1000ml。

2. 0.1mmol/L NBT试剂　称取氯化硝基四氮唑蓝100mg,用上述0.1mol/L碳酸盐缓冲液溶解并定容至1000ml。置冰箱保存,至少可以稳定3个月。

3. 40g/L 牛血清白蛋白溶液。

4. 4mmol/L DMF标准液　称取DMF99.6mg,溶解于40g/L牛血清白蛋白溶液100ml中。

【操作步骤】

1. 校正曲线制备　取4mmol/L DMF标准液用牛血清白蛋白溶液(40g/L)稀释成1mmol/L、2mmol/L、3mmol/L、4mmol/L标准液,并以40g/L牛血清白蛋白为空白,与测定管同样操作(参照表3-1),读得各浓度DMF相应的吸光度。以DMF浓度为横坐标,吸光度为纵坐标,制成校正曲线。DMF浓度在4mmol/L以内与吸光度呈线性关系。

2. 标本的测定按表3-1操作。

表3-1　果糖胺法测定血清糖化白蛋白的操作步骤

加入物(ml)	空白管(B)	待测管(U)
血清(血浆)	—	0.1
蒸馏水	0.1	—
NBT(37℃预温后)	4.0	4.0

将各管混匀,置 37℃ 水浴准确 15 分钟,立即取出并流水冷却。冷却后 15 分钟内于 550nm 波长处比色,空白管调零,读取测定管吸光度,从校正曲线上查出 DMF 浓度,即为血清糖化白蛋白浓度。

【参考区间】

1. 65 ~ 2. 15mmol/L。

【注意事项】

1. 实验条件必须严格控制,如 pH、反应温度及反应时间等对实验结果都有影响。

2. DMF 的合成方法 称取无水 D- 葡萄糖 90g(0. 5mol)、吗啡啉 58g(0. 67mol),加蒸馏水 1L,溶解后在 60 ~ 70℃ 水浴上搅拌,开始为黄色糊状物,然后颜色逐渐加深。约 20 分钟后,移去水浴,缓慢地加入丙二酸 18g。整个加入过程需在 10 分钟以上完成。再置水浴并使温度上升至 80℃,不断搅拌,其颜色会逐渐由黄绿色转变为琥珀色。10 分钟后,加入无水乙醇 70ml,维持 75℃ 30 分钟,加入丙酮 70ml。此时可见到结晶析出,此即为 DMF。放 4℃ 冰箱过夜,收集结晶,并用无水乙醇重结晶 3 次,使产物脱色纯化,干燥备用。DMF 的熔点为 146 ~ 147℃,分子式是 $C_{10}H_{19}O_6N$,分子量为 249。

3. 采用定值冻干糖化血清蛋白作标准,其测定结果更为稳定。

4. 目前已有酮化氧化酶法检测糖化血清蛋白,该法与 HPLC 参考方法有极好的相关性,不受甘油三酯、抗坏血酸、胆红素、尿酸、血红蛋白及葡萄糖的明显干扰。准确度和精密度优于果糖胺法,适用于自动化测定。

【思考题】

1. 何谓糖化白蛋白? 其作用如何?

2. 糖化白蛋白与果糖胺有何区别与联系? 检测糖化白蛋白有何临床意义?

(侯 敏)

实验 28 双缩脲法测定血清总蛋白

【目的】

掌握:双缩脲法测定血清总蛋白的基本原理和方法。

熟悉:双缩脲法测定血清总蛋白的操作过程及注意事项。

了解:双缩脲法测定血清总蛋白的参考区间和临床意义。

【原理】

蛋白质的肽键(- CO- NH-)在碱性溶液中能与 Cu^{2+} 作用生成稳定的紫红色复合物(图 3-1)。此反应和两个尿素分子缩合后生成的双缩脲($H_2N- OC- NH- CO- NH_2$)在碱性溶液中与 Cu^{2+} 作用形成紫红色物质的反应相似,故称之为双缩脲反应。这种紫红色络合物在 540nm 处有明显吸收峰,吸光度在一定范围内与血清总蛋白含量成正比关系,经与同样处理的蛋白质标准液比较,即可求得总蛋白质含量。

【试剂与器材】

1. 6mol/L NaOH 溶液 称取 NaOH 240g,溶于新鲜制备的蒸馏水(或刚煮沸冷却的去离子水)约 800ml 中,冷却后定容至 1L,贮于有盖塑料瓶中。若用非新开瓶的 NaOH,须先配成饱和溶液,静置 2 周左右,使碳酸盐沉淀,其上清饱和 NaOH 溶液经滴定后,算出准确的浓度再使用。

2. 双缩脲试剂 称取硫酸铜结晶($CuSO_4 \cdot 5H_2O$)3g 溶于新鲜制备的蒸馏水或刚

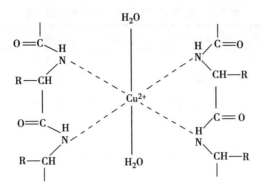

图 3-1 紫红色铜双缩脲复合物分子结构

煮沸冷却的去离子水 500ml 中,加入酒石酸钾钠(NaKC₄H₄O₆·4H₂O)9g 和碘化钾(KI)5g,待完全溶解后,在搅拌下加入 6mol/L NaOH 溶液 100ml,并用蒸馏水定容至 1L,置塑料瓶中盖紧保存。此试剂室温下可稳定半年,若贮存瓶中有黑色沉淀出现,则需要重新配制。

3. 双缩脲空白试剂 除不含硫酸铜外,其余成分与双缩脲试剂相同。

4. 60~70g/L 蛋白质标准液 常用牛血清白蛋白或正常人混合血清,经凯氏定氮法测定总蛋白值,亦可用定值参考血清或标准白蛋白作为标准。

5. 仪器 自动生化分析仪或分光光度计。

【操作】

1. 生化自动分析仪法 按试剂盒说明书提供的参数进行操作。

2. 手工操作法 按表 3-2 操作。

表 3-2 双缩脲法测定血清总蛋白操作步骤

加入物(ml)	空白管(B)	标准管(S)	测定管(U)
血清	—	—	0.10
蛋白标准液	—	0.10	—
蒸馏水	0.10	—	—
双缩脲试剂	5.0	5.0	5.0

混匀,置 25℃反应 30 分钟或 37℃反应 10 分钟,然后,用空白管调零,在波长 540nm 处比色,测各管吸光度。

【计算】

$$血清总蛋白浓度(g/L) = \frac{测定管吸光度}{标准管吸光度} \times 标准液浓度$$

当血清溶血、脂浊、黄疸时应设标本空白管:血清 0.1ml 加双缩脲空白试剂 5ml,双缩脲空白试剂调零,在波长 540nm 处比色,读取标本空白吸光度。用测定管吸光度减去标本空白吸光度后的净吸光度,计算总蛋白浓度。

【参考区间】

正常成人血清总蛋白浓度为 64~83g/L(立位行走后),静卧时 60~78g/L。新生儿总蛋白浓度较低,随后逐月缓慢上升,大约 1 年后达到成人水平(表 3-3)。

表3-3　血清 TP 与不同年龄及体位的关系

年龄	参考区间（g/L）	年龄	参考区间（g/L）
早产儿	36～60	≥3 岁	60～80
新生儿	46～70	成人	
1 周龄	44～76	非卧床	64～83
7 月龄～1 岁	51～73	卧床	60～78
1～2 岁	56～75		

【注意事项】

1. 双缩脲试剂中酒石酸钾钠的作用是结合铜离子，维持铜离子在碱性溶液中的溶解度，加入碘化钾可以防止铜离子自动还原形成一价氧化铜沉淀。黄疸、严重溶血、葡聚糖、酚酞、磺溴酞钠、硫酸铵、Tris 及部分氨基酸对本法有明显干扰，可设标本空白管来消除。此法的优点是较快速，不同的蛋白质产生颜色的深浅相近。主要缺点是灵敏度差，不适合微量蛋白的测定。

2. 严重脂浊会干扰比色，可采用下述方法消除：取 2 支具塞试管或离心管，各加待测血清 0.1ml，再加蒸馏水 0.5ml 和丙酮 10ml，塞紧并颠倒混匀 10 次后离心，倾去上清液，将试管倒立于滤纸上吸去残余液体，向沉淀中分别加入双缩脲试剂、双缩脲空白试剂，再进行与上述相同的其他操作和计算。

3. 本法也可用于血清总蛋白浓度的标化，操作步骤完全与测定标本时相同，但显色温度须控制在 25℃ ±1℃ 的范围内，以及使用经过校正的高级分光光度计（波长带宽≤2nm，比色杯光径为 1cm）进行比色。然后再按下式计算标化结果：

$$血清总蛋白（g/L） = \frac{A_u - A_{RB} - A_B}{0.298} \times \frac{5.1}{0.1}$$

式中：0.298 为蛋白质双缩脲络合物的比吸光系数。即按 Doumas 双缩脲试剂的标准配方，在上述规定的测定条件下，双缩脲反应液中蛋白质浓度为 1.0g/L 时的吸光度。

【思考题】

1. 总蛋白测定方法有哪些？各有何优缺点？临床上最常用的方法是哪种？

2. 双缩脲试剂中酒石酸钾钠、KI 的作用是什么？

（侯　敏）

实验29　溴甲酚绿法测定血清白蛋白

【目的】

掌握：溴甲酚绿法测定血清白蛋白的基本原理。

熟悉：溴甲酚绿法测定血清白蛋白手工法的操作过程和注意事项。

【原理】

白蛋白在 pH 4.2 的缓冲液中带正电荷，在有非离子型表面活性剂存在时，可与带负电荷的染料溴甲酚绿（bromocresol green，BCG）结合形成蓝绿色复合物，在波长 628nm 处有吸收峰，其颜色深浅与白蛋白浓度成正比例，与同样处理的白蛋白标准比较，可求得白蛋白含量。

【试剂与器材】

1. BCG 试剂 于 950ml 蒸馏水中加入 0.105g BCG(或 0.108g BCG 钠盐)、8.85g 琥珀酸、0.1g 叠氮钠和 4ml 浓度为 300g/L 的聚氧化乙烯月桂醚(Brij-35)。待完全溶解后,用 6mol/L NaOH 调节 pH 4 至 4.15~4.25。然后用蒸馏水加至 1L。分光光度计 628nm 波长下,蒸馏水调零测 BCG 试剂吸光度,应在 0.150A 左右。将试剂贮存于聚乙烯塑料瓶中,密封保存,置室温中至少可稳定 6 个月。

2. BCG 空白试剂 除不加 BCG 外,其余成分和配制方法完全同 BCG 试剂的配制方法。

3. 40g/L 白蛋白标准液 称取人白蛋白 4g、叠氮钠 50mg,溶于蒸馏水中并缓慢搅拌助溶,配成 100ml,密封贮存于 4℃冰箱,可稳定半年。也可用定值参考血清作白蛋白标准。

4. 仪器 自动生化分析仪或分光光度计。

【操作】

1. 自动生化分析法 参数设置参照自动生化分析仪及试剂盒说明书。

2. 手工操作法 按表 3-4 操作。

表 3-4 BCG 法测定白蛋白操作步骤

加入物(ml)	空白管(B)	标准管(S)	测定管(U)
血清	—	—	0.02
白蛋白标准液	—	0.02	—
蒸馏水	0.02	—	—
BCG 试剂	5.0	5.0	5.0

在波长 628nm 波长用空白管调零,逐管加入 BCG 试剂,并立即混合,每份血清标本或标准液与 BCG 试剂混合后,均需在 30±3 秒内读取吸光度。

如标本因严重高脂血症而浑浊,需加做标本空白管(取血清 0.02ml,BCG 空白试剂 5ml,在波长 628nm 处用 BCG 空白试剂调零,测定标本空白管吸光度)。用测定管吸光度减去标本空白管吸光度后,用净吸光度计算标本白蛋白浓度。

【计算】

$$血清白蛋白浓度(g/L) = \frac{测定管吸光度}{标准管吸光度} \times 标准液浓度$$

用双缩脲法测定血清标本中总蛋白浓度,减去血清白蛋白浓度即为球蛋白浓度,并可求得血清白蛋白、球蛋白比值(A/G 比值)。

【参考区间】

4~14 岁儿童血清白蛋白浓度 38~54g/L;健康成人血清白蛋白浓度 34~48g/L。

【注意事项】

1. BCG 是一种 pH 指示剂,变色域为 pH 3.8(显黄色)~5.4(显蓝绿色),因此控制反应液的 pH 是本法测定的关键。实验中所有的试剂、仪器应避免酸碱的污染。

2. 本法标本用量很微量,一定要准确加入,否则对结果影响很大。

3. 轻、中度脂血对结果没有影响,重度脂血欲得准确结果需做空白管对照。轻度溶血及黄疸对结果没有影响,重度溶血须重新送标本。本法不受高胆固醇、高葡萄糖、高球蛋白含量的影响。

4. 配制 BCG 试剂也可用其他缓冲液如枸橼酸盐或乳酸盐缓冲液。但以琥珀酸盐缓冲液的校准曲线通过原点,线性好,灵敏度高,成为首选推荐配方。

5. 试剂中的 Brij-35 也可用其他表面活性剂代替,如吐温-20 或吐温-80,终浓度为 2ml/L。

【思考题】

1. 测定白蛋白的方法有哪些? 临床上哪种方法最常用? 为什么?

2. 溴甲酚绿法若不能控制在 30 秒内比色,采用定值血清白蛋白作为标准与纯白蛋白标准,两者测定结果有何不同?

(侯　敢)

实验 30　改良 J-G 法测定总胆红素和结合胆红素

【目的】

掌握:改良 J-G 法测定总胆红素和结合胆红素的基本原理。

熟悉:改良 J-G 法测定总胆红素和结合胆红素的操作过程和注意事项。

了解:改良 J-G 法测定总胆红素和结合胆红素的参考区间及临床意义。

【原理】

在 pH 6.5 环境下,血清结合胆红素可直接与重氮试剂反应,产生偶氮胆红素;未结合胆红素在加速剂咖啡因-苯甲酸钠-乙酸钠作用下,破坏其分子内氢键后能与重氮试剂反应,产生偶氮胆红素。加入碱性酒石酸钠后使紫色偶氮胆红素(吸收峰 530nm)转变为蓝绿色偶氮胆红素(吸收峰 600nm),提高了检测的灵敏度和特异性。

$$结合胆红素 + 重氮试剂 \xrightarrow{pH\,6.5} 偶氮胆红素(紫色)$$

$$未结合胆红素 + 重氮试剂 \xrightarrow{加速剂\ pH\,6.5} 偶氮胆红素(紫色)$$

$$偶氮胆红素(紫色) \xrightarrow{碱性酒石酸钠} 偶氮胆红素(蓝绿色)$$

【试剂与器材】

1. 咖啡因-苯甲酸钠试剂　称取无水乙酸钠 56g、苯甲酸钠 56g、乙二胺四乙酸二钠(EDTA-Na$_2$)1g,溶于约 700ml 蒸馏水中,再加入咖啡因 37.5g,搅拌使之溶解(加入咖啡因后不能加热助溶)。用蒸馏水定容至 1L,混匀。若试剂有轻微浑浊,可用滤纸过滤,置棕色瓶,室温保存。

2. 碱性酒石酸钠溶液　称取 NaOH 75g、酒石酸钠(Na$_2$C$_4$H$_4$O$_6$·2H$_2$O)263.0g,用蒸馏水溶解并定容至 1L,混匀。置塑料瓶中,室温保存。

3. 72.5mmol/L 亚硝酸钠溶液。

4. 28.9mmol/L 对氨基苯磺酸溶液　称取对氨基苯磺酸(NH$_2$C$_6$H$_4$SO$_3$H·H$_2$O)5g,溶于 800ml 蒸馏水中,加入浓盐酸 15ml,用蒸馏水定容至 1L。

5. 重氮试剂　临用前取 72.5mmol/L 亚硝酸钠溶液 0.5ml 和对氨基苯磺酸溶液 20ml,混匀即可。

6. 5g/L 叠氮钠溶液。

7. 胆红素标准液　用未结合胆红素配制标准液,此标准品需用含白蛋白的溶剂配制,常用人混合血清作为基质液。

(1)人混合血清:收集无溶血、无黄疸、无脂浊的新鲜血清,混合,必要时可用滤菌器过滤。取过滤后的血清1ml,加入新鲜0.145mol/L NaCl溶液24ml,混合。在1cm光径下,以0.145mol/L NaCl溶液调零点,在波长414nm的吸光度应<0.100;在波长460nm的吸光度应<0.04。

(2)171μmol/L胆红素标准贮存液:准确称取胆红素10mg,加入二甲亚砜1ml,用玻璃棒搅拌,制成混悬液。加入0.05mol/L碳酸钠溶液2ml,待胆红素完全溶解后,移入100ml容量瓶中,缓慢加入0.1mol/L盐酸2ml,边加边摇。最后以人混合血清定容。配制过程应尽量避光,配后尽快做校正曲线。

【操作】

1. 胆红素的测定　按表3-5操作。

表3-5　改良J-G法测定胆红素

加入物(ml)	总胆红素管	结合胆红素管	对照管
血清	0.2	0.2	0.2
咖啡因-苯甲酸钠试剂	1.6	—	1.6
对氨基苯磺酸溶液	—	—	0.4
重氮试剂	0.4	0.4	—
每加一种试剂后混匀,加重氮试剂后各管置室温10分钟			
叠氮钠溶液	—	0.05	—
咖啡因-苯甲酸钠试剂	—	1.55	—
碱性酒石酸钠溶液	1.2	1.2	1.2

混匀,波长600nm,对照管调零,读取各管吸光度,在校正曲线上查出相应的胆红素浓度。

2. 校正曲线绘制　按表3-6配制胆红素标准液。

表3-6　胆红素标准液的配制

	管号				
	1	2	3	4	5
胆红素标准贮存液	0.4	0.8	1.2	1.6	2.0
稀释用血清	1.6	1.2	0.8	0.4	—
相当于胆红素浓度(μmol/L)	34.2	68.4	103	137	171

充分混匀,按总胆红素测定法操作。每一浓度作3个平行管,并分别做标准对照管,用各自的标准对照管调零,读取标准管的吸光度(A_s),同时测定配制标准液中稀释血清的胆红素吸光度(A_0)。各标准管的吸光度值减去标准液用的稀释血清胆红素吸光度值,此吸光度($A = A_s - A_0$)与相应胆红素浓度绘制校正曲线。

【参考区间】

血清总胆红素:3.4~17.1μmol/L(0.2~1.0mg/dl);血清结合胆红素(10分钟):0~3.4μmol/L(0~0.2mg/dl)。

【注意事项】

1. 配制标准液的胆红素须符合下列标准:纯胆红素的氯仿溶液,在25℃条件下,光径1.0cm,波长453nm,ε应在(60700L±1600L)/(cm·mol)范围内。

2. 本法在0~37℃范围内测定,不受温度变化的影响,两小时内呈色非常稳定,灵敏度高。胆红素对光敏感,阳光照射可使其氧化,对光的敏感度与温度有关,标准液及标本均应尽量避光置冰箱保存。

3. 轻度溶血对本法无影响,但严重溶血时可使测定结果偏低。其原因是血红蛋白与重氮试剂反应形成的产物可破坏偶氮胆红素,还可被亚硝酸氧化为高铁血红蛋白而干扰吸光度测定。血脂及脂溶色素对测定有干扰,应空腹采血。

4. 叠氮钠能破坏重氮试剂,终止偶氮反应。凡用叠氮钠作防腐剂的质控血清,可引起偶氮反应不完全,甚至不呈色。

5. 结合胆红素测定在临床上方法不同,反应时间不同,结果相差很大。时间短、未结合胆红素参与反应少,结合胆红素反应也不完全;时间长,结合胆红素反应较完全,但一部分未结合胆红素也参与反应。

【思考题】

1. 测定胆红素的方法有哪些? 哪些是临床上常用的方法? 它们的优缺点如何?

2. 测定胆红素标本及标准液为什么要低温、避光保存?

3. 用叠氮钠作防腐剂的质控血清能测定胆红素吗? 为什么?

(侯　敢)

实验31　碱性苦味酸法测定肌酐

【目的】

掌握:碱性苦味酸法测定肌酐的基本原理。

熟悉:碱性苦味酸法测定肌酐的操作过程和注意事项。

了解:碱性苦味酸法测定肌酐的参考区间及临床意义。

【原理】

血浆或血清标本经除蛋白处理后,肌酐与碱性苦味酸发生 Jaffé 反应,生成橘红色的苦味酸肌酐复合物,在510~520nm波长附近测定吸光度。橘红色化合物的生成量与肌酐含量呈正比,通过与同样处理的肌酐标准液比较,即可求出样品中肌酐含量。

【试剂与器材】

1. 35mmol/L 钨酸溶液

(1)100ml 蒸馏水中,加入 1g 聚乙烯醇,适当加热助溶,勿煮沸,冷却备用。

(2)300ml 蒸馏水中,加入 11.1g 钨酸钠($Na_2WO_4 \cdot 2H_2O$,Mr329.81),使完全溶解。

(3)300ml 蒸馏水中,慢慢加入 2.1ml 浓硫酸,冷却。

于1L 容量瓶中,将(1)液加入(2)液中,再与(3)液混匀,加蒸馏水至刻度,室温稳定1年。

2. 0.04mol/L 苦味酸溶液　称取分析纯苦味酸(2,4,6-三硝基苯酚,$C_6H_3N_3O_7$,Mr229.11)9.3g,溶于500ml 80℃蒸馏水中,冷却至室温,加蒸馏水至1L。以酚酞作指示剂,用0.1mol/L 氢氧化钠进行滴定。根据滴定结果,调苦味酸浓度至 0.04mmol/L,棕色瓶贮存。

3. 0.75mol/L 氢氧化钠溶液　称取分析纯氢氧化钠 30g,加蒸馏水使其溶解,冷却后用蒸馏水定容至 1L。

4. 肌酐标准贮存液（10mmol/L）　称取肌酐（$C_4H_7N_3O$, Mr 113.12）113mg，用 0.1mol/L 盐酸溶解，并移入 100ml 容量瓶内，再用 0.1mol/L 盐酸定容至刻度。

5. 肌酐标准应用液（10μmol/L）　取 1ml 肌酐标准贮存液，用 0.1mol/L 盐酸定容至 1 000ml。

【操作】

1. 取血清（浆）0.5ml，加入 35mmol/L 钨酸溶液 4.5ml，充分混匀，静置 5 分钟，3000r/min 离心 10 分钟，取上清液进行检测。若为尿液标本，应用蒸馏水作 1∶200 稀释。

2. 按表 3-7 操作。

表 3-7　去蛋白碱性苦味酸法测定肌酐操作步骤

加入物（ml）	空白管（B）	标准管（S）	测定管（U）
血清无蛋白滤液（或 1∶200 稀释尿液）	—	—	3.0
10μmol/L 肌酐标准应用液	—	3.0	—
蒸馏水	3.0	—	—
0.04mol/L 苦味酸溶液	1.0	1.0	1.0
0.75mol/L 氢氧化钠溶液	1.0	1.0	1.0

混匀后，置室温反应 15 分钟，以空白管调零，在 510nm 波长下读取各管吸光度。

【计算】

$$血清肌酐（μmol/L） = \frac{测定管吸光度}{标准管吸光度} \times 100$$

$$尿肌酐（μmol/d） = \frac{测定管吸光度}{标准管吸光度} \times 10 \times 200 \times 24h\ 尿量$$

【参考区间】

男性：44 ~ 133μmol/L；女性：70 ~ 106μmol/L。

【注意事项】

1. 碱性肌酐苦味酸复合物的吸收峰在 485nm，过量苦味酸离子存在于反应液中，在波长低于 500nm 时会产生明显的吸收。

2. 反应温度以 15 ~ 25℃ 为宜，10℃ 以下，会抑制 Jaffé 反应；温度升高，空白、标准、测定的吸光度不成比例地增高。

3. 呈色后标准管吸光度较稳定，但测定管吸光度随时间延长而增加，可能与血标本中存在的非特异性物质有关，故加显色剂后在 30 分钟内完成比色为宜。

4. 苦味酸纯度要求高，若含有杂质，则使试剂空白吸光度增加而影响测定结果。

5. 血清（浆）标本若当天不能测定，在冰箱中可保留 3 天，若需长时间保存，宜于 −20℃ 保存。

【思考题】

1. 肌酐的测定方法主要有哪些？各有何特点？

2. 肌酐测定为何不宜使用全血标本？血清和血浆标本测定前应做何种处理？

（侯　敢）

实验 32　碘-淀粉比色法测定血清(浆)淀粉酶

【目的】

掌握:碘-淀粉比色法测定血清(浆)淀粉酶的基本原理。

熟悉:手工法测定血清(浆)淀粉酶的操作过程。

【原理】

血清(浆)中 α-淀粉酶(α-amylase,AMY)能催化淀粉分子中 α-1,4 糖苷键水解,产生麦芽糖、葡萄糖及含有 α-1,6 糖苷键支链的糊精。在淀粉过量的情况下,反应后加入碘液结合剩余淀粉,形成蓝色复合物(在波长 660nm 处有吸收峰),其蓝色的深浅(即 660nm 处吸光度)与未经酶促反应的空白管比较,从而推算出淀粉酶的活性单位。

【试剂与器材】

1. 0.4g/L 淀粉缓冲溶液　称取氯化钠 9g、磷酸二氢钾 12.5g 和无水磷酸氢二钠 22.6g(或 $Na_2HPO_4 \cdot 12H_2O$ 56.94g),溶解于约 500ml 蒸馏水中,加热至沸腾;另取一小烧杯,准确称取可溶性淀粉 0.4g,加入约 10ml 的蒸馏水,搅拌,溶液呈糊状后,加入上述沸腾的溶液中,少量蒸馏水洗烧杯后,溶液一并倒入,冷至室温,加入 37% 甲醛溶液 5ml,蒸馏水定容至 1000ml(该溶液 pH 为 7.0±0.1),4℃保存备用。

2. 0.1mol/L 碘贮存液　准确称取碘酸钾 1.7835g、碘化钾 22.5g,溶解于约 400ml 蒸馏水中,缓慢加入 4.5ml 浓盐酸,边加边搅拌,最后加入蒸馏水定容至 500ml,充分摇匀,贮存于棕色瓶中,塞紧,4℃保存备用。

3. 0.01mol/L 碘应用液　碘贮存液与蒸馏水按 1:9 体积比混匀,贮存于棕色瓶中,4℃可稳定 1 个月。

【操作】

首先将血清(浆)标本用生理盐水作 10 倍稀释,然后取试管 2 支,按表 3-8 操作。

表 3-8　碘-淀粉比色法测定淀粉酶操作步骤

加入物(ml)	空白管	测定管
淀粉缓冲溶液(37℃预温 5 分钟)	1.0	1.0
稀释血清(浆)	—	0.2
混匀,置 37℃水浴 7.5 分钟		
碘应用液	1.0	1.0
蒸馏水	6.2	6.0
混匀,以蒸馏水调零,波长 660nm 处读取各管吸光度值		

【计算】

AMY 活性单位定义:100ml 血清(浆)中的淀粉酶,在 37℃15 分钟水解淀粉 5mg 为 1 个单位。

$$淀粉酶(U) = \frac{A_{空白管} - A_{测定管}}{A_{空白管}} \times \frac{0.4}{5} \times \frac{15}{7.5} \times \frac{100}{0.2} \times 10 = \frac{A_{空白管} - A_{测定管}}{A_{空白管}} \times 800$$

【参考区间】

血清(浆)淀粉酶:80~180U;尿液淀粉酶:100~1200U(此法也可用于尿液标本淀粉酶

测定)。

【注意事项】

1. 当淀粉酶活性<400U时,与淀粉的水解量成线性。如血清(浆)中淀粉酶的活性过高(测定管吸光度小于空白管吸光度一半)时,线性差,应增加血清(浆)的稀释倍数或减少稀释血清(浆)的加入量后重新测定,测定结果需乘上稀释倍数。

2. 血浆标本应采用肝素抗凝,因为除肝素以外的抗凝剂,如草酸盐、枸橼酸盐、EDTA-Na_2及NaF等对AMY活性均有抑制作用。

3. 在采集标本和实验过程中应防止唾液淀粉酶的污染。

4. 淀粉产品不同,其空白吸光度可有明显的差异,但一般应在0.40以上;若淀粉缓冲溶液中出现浑浊或絮状物,表示其已受污染或变质,需重新配制。

5. 本法亦适用于其他体液淀粉酶的测定。注意不同体液标本的稀释倍数,尿液标本应作20倍稀释测定,胰液或十二指肠液需稀释100倍后测定。

6. 加入碘及蒸馏水混匀后应立即比色,否则可使结果偏高。

【思考题】

碘-淀粉比色法测定淀粉酶活力的基本原理是什么?

(熊　燏)

实验33　磷酸苯二钠比色法测定血清碱性磷酸酶

【目的】

掌握:磷酸苯二钠比色法测定血清碱性磷酸酶的基本原理。

熟悉:磷酸苯二钠比色法测定血清碱性磷酸酶的操作过程及校正曲线的制作。

【原理】

碱性磷酸酶(alkaline phosphatase,ALP)在碱性条件下作用于磷酸苯二钠,使之水解释放出酚和磷酸。酚在碱性环境中可与4-氨基安替比林作用,经铁氰化钾催化形成红色醌类化合物,在一定浓度范围内,红色深浅与ALP活性成正比,因此可以根据红色深浅确定ALP活性。

$$磷酸苯二钠 + H_2O \xrightarrow{\text{ALP pH 10.0}} 酚 + 磷酸氢二钠$$

$$酚 + 4-氨基安替比林 \xrightarrow{K_3Fe(CN)_5} 醌类化合物(红色)$$

【试剂与器材】

1. 0.1mol/L碳酸盐缓冲液(pH 10.0)　称取无水碳酸钠6.36g、碳酸氢钠3.36g、4-氨基安替比林1.5g,溶于800ml蒸馏水中,定容至1 000ml,混匀后置棕色瓶中常温贮存。

2. 0.02mol/L磷酸苯二钠溶液　称取磷酸苯二钠2.18g,加入煮沸的400ml蒸馏水,使其溶解,冷却后用煮过的冷蒸馏水定容至500ml,再加氯仿2ml,4℃保存。

3. 铁氰化钾溶液　称取铁氰化钾2.5g、硼酸17g,分别溶于400ml蒸馏水中,二液混合后,加蒸馏水定容至1 000ml,置棕色瓶中避光保存。

4. 1g/L酚标准贮存液　称取重蒸馏苯酚1g,溶解于0.1mol/L盐酸中,并定容至1 000ml。

5. 0.05g/L酚标准应用液　取酚标准贮存液与蒸馏水按1:19体积比混匀。

【操作】

1. 绘制校正曲线 取试管 6 支,按表 3-9 操作。

表 3-9 绘制校正曲线操作步骤

加入物(ml)	管号					
	0	1	2	3	4	5
0.05g/L 酚标准应用液	0	0.2	0.4	0.6	0.8	1.0
蒸馏水	1.1	0.9	0.7	0.5	0.3	0.1
碳酸盐缓冲液	1.0	1.0	1.0	1.0	1.0	1.0
铁氰化钾溶液	3.0	3.0	3.0	3.0	3.0	3.0
相当于金氏单位	0	10	20	30	40	50

各管加样后立即充分混匀,在波长 510nm 处,用 0 号管调零,读取 1 ~ 5 管吸光度。以各管相应酶活性金氏单位为横坐标,吸光度为纵坐标,绘制校正曲线。

2. 血清标本中碱性磷酸酶活性测定 取试管 2 支,按表 3-10 操作。

表 3-10 血清碱性磷酸酶活性测定操作步骤

加入物(ml)	对照管	测定管
血清	—	0.1
碳酸盐缓冲液	1.0	1.0
37℃水浴 5 分钟		
磷酸苯二钠溶液(预温至 37℃)	1.0	1.0
混匀后,37℃水浴 15 分钟		
铁氰化钾溶液	3.0	3.0
血清	0.1	—

立即充分混匀,在波长 510nm 处,用蒸馏水调零,读取各管吸光度,以测定管与对照管吸光度差值在校正曲线上查出酶活性单位。

【参考区间】

成人:3 ~ 13 金氏单位;儿童:5 ~ 28 金氏单位。

【注意事项】

1. ALP 活性单位定义为 100ml 血清在 37℃与底物作用 15 分钟,产生 1mg 酚为 1 个金氏单位。

2. 底物溶液中不应含有游离酚,如有游离酚存在则空白管显红色,说明磷酸苯二钠已经发生分解,应弃去。

3. 铁氰化钾溶液中加入硼酸的作用是使显色稳定。该液应严格避光保存,如溶液出现蓝绿色应停止使用。

4. 加入铁氰化钾溶液后必须立即充分混匀,否则显色不完全。

5. 做对照管的目的是为了尽可能减少标本本底颜色对结果的影响,一般血清标本可以共用对照管,但当标本本底颜色差异明显(如黄疸血清及溶血血清等)应分别做对照管。

【思考题】

1. 磷酸苯二钠比色法测定血清碱性磷酸酶的基本原理是什么?

2. 如何判断底物液中磷酸苯二钠已经发生分解?

3. 铁氰化钾溶液中加入硼酸的作用是什么?

(熊　燏)

实验 34　甲基麝香草酚蓝比色法测定血清镁离子

【目的】

掌握:甲基麝香草酚蓝比色法测定血清镁离子的基本原理。

熟悉:甲基麝香草酚蓝比色法测定血清镁离子的操作过程。

【原理】

甲基麝香草酚蓝(methyl thymol blue,MTB)是一种金属络合剂,在碱性条件下能与血清中的镁、钙离子络合生成蓝紫色的复合物,在反应体系中加入 EGTA 这种钙螯合剂可掩蔽钙离子的干扰。

【试剂与器材】

1. 碱性缓冲溶液　称取无水硫酸钠 2g、叠氮钠 100mg、甘氨酸 750mg 及乙二醇双(2-氨基乙醚)-N,N,N',N'四乙酸[Ethylene glycol-bis(2-amin-oethylether-N,N,N',N'-tetraacetic acid),EGTA]90mg,加入 1mol/L 氢氧化钠溶液 23ml,溶解后转入 100ml 容量瓶中,去离子水洗液也一并转入,最后去离子水定容至刻度,混匀,置塑料瓶常温保存,可稳定至少 6 个月。

2. 显色剂　准确称取 MTB(AR)20mg 及聚乙烯吡咯烷酮(PVP)0.6g,加入 1.0mol/L 盐酸溶液 10ml,使其溶解后转入 100ml 容量瓶,去离子水定容至刻度,混匀,置棕色瓶常温保存,可存放至少 6 个月。

3. 显色应用液　临用前将 1 液、2 液等量混合即可。

4. 1.0mmol/L 镁标准液　准确称取硫酸镁($MgSO_4 \cdot 7H_2O$)246.48mg,加入约 50ml 去离子水溶解,转入 1L 容量瓶,并保证去离子水洗液也完全转入容量瓶;再准确称取经 110℃ 干燥 12 小时的碳酸钙 250mg,加入去离子水 40ml 及 1.0mol/L 盐酸 6ml,加温至 60℃,使其溶解,冷却后转入前述容量瓶中;再加入叠氮钠 1g,加去离子水至刻度,混匀,塑料瓶常温保存(此溶液中含镁 1mmol/L,含钙 2.5mmol/L)。

【操作】

取试管 3 支,按表 3-11 操作。

表 3-11　MTB 法测定血清镁离子操作步骤

加入物(ml)	空白管(B)	标准管(S)	测定管(U)
去离子水	0.05	—	—
镁标准液	—	0.05	—
血清	—	—	0.05
显色剂	3.0	3.0	3.0

混匀,室温放置 5 分钟,在波长 600nm 处,以空白管调零,读取各管吸光度。

【计算】

$$血清镁(mmol/L) = \frac{测定管吸光度}{标准管吸光度} \times 1$$

【参考区间】

血清镁离子:0.67 ~ 1.04mmol/L。

【注意事项】

1. 红细胞内的镁离子是血浆中的 3 倍,因此标本应避免溶血;且如果是血浆标本,不能采用枸橼酸盐、草酸盐、乙二胺四乙酸二钠(EDTA-Na$_2$)等能与镁结合的抗凝剂。

2. EGTA 在碱性环境中能螯合钙而不络合镁,但浓度过高也能络合镁,因此必须准确称取。在镁标准液中加入 2.5mmol/L 钙离子可避免 EGTA 对镁离子的络合。

【思考题】

1. MTB 法测血清镁离子的基本原理是什么?

2. 镁标准液中加入钙离子的作用有哪些?

（熊 燏）

第二节 酶促反应法测定实验

实验 35 葡萄糖氧化酶法测定血清(浆)葡萄糖

【目的】

掌握:葡萄糖氧化酶法测定血清(浆)葡萄糖的基本原理。

熟悉:手工法测定葡萄糖的操作过程。

【原理】

葡萄糖氧化酶(glucose oxidase,GOD)利用氧和水将葡萄糖氧化为葡萄糖酸,并释放出过氧化氢,过氧化氢在色原性氧受体存在时可被过氧化物酶(peroxidase,POD)分解为水和氧,而色原性氧受体 4-氨基安替比林和酚去氢缩合为红色醌类化合物,即 Trinder 反应。红色醌类化合物的生成量与葡萄糖含量成正比。

$$葡萄糖 + 2H_2O + O_2 \xrightarrow{GOD} 葡萄糖酸 + 2H_2O_2$$

$$2H_2O_2 + 4-氨基安替比林 + 酚 \xrightarrow{POD} 红色醌类化合物 + 4H_2O$$

【试剂与器材】

1. 0.1mol/L 磷酸盐缓冲液(pH 7.0) 称取无水磷酸二氢钾 5.3g 及无水磷酸氢二钠 8.67g 溶于蒸馏水 800ml 中,用 1.0mol/L 氢氧化钠(或 1mol/L 盐酸)调 pH 至 7.0,用蒸馏水定容至 1L。

2. 酶试剂 取葡萄糖氧化酶 1 200U、过氧化物酶 1 200U、4-氨基安替比林 10mg 及叠氮钠 100mg,溶于上述磷酸盐缓冲液 80ml 中,用 1mol/L NaOH 调 pH 至 7.0,最后用上述磷酸盐缓冲液定容至 100ml,置 4℃ 保存,可稳定 3 个月。

3. 酚溶液 称取重蒸馏酚 100mg 溶于蒸馏水 100ml 中,置棕色瓶保存。

4. 酶酚混合试剂 酶试剂及酚溶液 1:1 混合,置 4℃ 可以存放 1 个月。

5. 12mmol/L 苯甲酸溶液 称取苯甲酸 1.4g 溶于蒸馏水约 800ml 中,加温助溶,冷却后加蒸馏水定容至 1L。

6. 100mmol/L 葡萄糖标准贮存液 准确称取已干燥恒重的无水葡萄糖 1.802g,溶于 12mmol/L 苯甲酸溶液约 70ml 中,加 12mmol/L 苯甲酸溶液定容至 100ml。2 小时以后方可使用。

7. 5mmol/L 葡萄糖标准应用液 取葡萄糖标准贮存液 5ml 于 100ml 容量瓶中,加 12mmol/L 苯甲酸溶液定容至刻度,混匀。

【操作】

1. 自动分析法 按仪器说明书的要求进行测定。

2. 手工操作法 取试管 3 支,按表 3-12 操作。

表 3-12 葡萄糖氧化酶法测血糖操作步骤

加入物(ml)	空白管(B)	标准管(S)	测定管(U)
蒸馏水	0.02	—	—
葡萄糖标准应用液	—	0.02	—
血清	—	—	0.02
酶酚混合试剂	3.0	3.0	3.0

混匀,置 37℃ 水浴 15 分钟,在波长 505nm 处比色,以空白管调零,读取标准管及测定管吸光度。

【计算】

$$血清(浆)葡萄糖(mmol/L) = \frac{测定管吸光度}{标准管吸光管} \times 5$$

【参考区间】

空腹血清(浆)葡萄糖:3.9 ~ 6.1mmol/L。

【注意事项】

1. 葡萄糖氧化酶对 β 型葡萄糖高度特异,溶液中的葡萄糖约 36% 为 α 型,64% 为 β 型。葡萄糖的完全氧化需要 α 型到 β 型的变旋反应。国外某些商品葡萄糖氧化酶试剂中含有葡萄糖变旋酶,可加速这一反应,但在终点法中,延长孵育时间也可完成自发变旋过程。新配制的葡萄糖标准液主要是 α 型,故须放置 2 小时以上(最好过夜),待变旋平衡后方可应用。

2. 葡萄糖氧化酶法也可直接测定脑脊液标本中的葡萄糖含量,但不能用于尿液标本中的葡萄糖含量的直接测定,因为尿液中尿酸等干扰物质浓度过高,可干扰过氧化物酶反应,造成结果假性偏低。

3. 若标本为血浆,则抗凝剂最好选草酸钾-氟化钠,可使血液 3 ~ 4 天不发生凝固并能抑制糖分解。

4. 严重黄疸、溶血及乳糜样血清应先制备无蛋白血滤液,然后再进行测定。

【思考题】

1. 葡萄糖氧化酶法测定血液葡萄糖的基本原理是什么?

2. 新配制的葡萄糖标准液为何要放置 2 小时以上才能使用?

(熊 燏)

实验36 磷酸甘油氧化酶法测定血清(浆)甘油三酯

【目的】

掌握:GPO-PAP法测定血清(浆)甘油三酯的基本原理。

熟悉:手工法测定甘油三酯的操作过程。

【原理】

血清(浆)中甘油三酯经脂蛋白脂肪酶(lipoprotein lipase,LPL)作用,水解为甘油和游离脂肪酸(free fatty acid,FFA);甘油在三磷腺苷(ATP)和甘油激酶(glycerokinase,GK)的作用下,生成3-磷酸甘油;3-磷酸甘油经磷酸甘油氧化酶(glycerophosphate oxidase,GPO)作用氧化生成磷酸二羟丙酮和过氧化氢(H_2O_2);H_2O_2、4-氨基安替比林(4-AAP)及4-氯酚(三者合称PAP)在过氧化物酶(peroxidase,POD)作用下,生成红色醌类化合物,在500nm处有吸收峰,其吸光度值与TG的含量成正比。

$$甘油三酯 \xrightarrow{LPL} 甘油 + 游离脂肪酸$$

$$甘油 + ATP \xrightarrow{GK} 3\text{-}磷酸甘油 + ADP$$

$$3\text{-}磷酸甘油 \xrightarrow{GPO} 磷酸二羟丙酮 + H_2O_2$$

$$2H_2O_2 + 4\text{-}氨基安替比林 + 4\text{-}氯酚 \xrightarrow{POD} 红色醌类化合物 + 4H_2O$$

【试剂与器材】

1. 甘油三酯测定酶试剂组成

脂蛋白脂肪酶	≥5 000U/L
甘油激酶	≥250U/L
磷酸甘油氧化酶	≥3 000U/L
过氧化物酶	≥100U/L
ATP	≥2.0mmol/L
镁离子	40mmol/L
4-AAP	≥1.0mmol/L
4-氯酚	4.7mmol/L
胆酸钠	3.5mmol/L
高铁氰化钾	1μmol/L
脂肪醇聚乙二醇醚(fatty alcohol polyglycol ether)	0.65%
哌嗪-1,4-二乙基磺酸(PIPES)缓冲液(pH 6.8)	75mmol/L

2. 采用定值的参考血清作标准液。

3. 仪器 自动生化分析仪或分光光度计。

【操作】

1. 自动分析法 按仪器和试剂盒说明书的要求进行测定。

2. 手工操作法 取试管3支,按表3-13操作,血清和酶试剂的比例是1:100。

混匀,置37℃水浴5分钟,在波长500nm处比色,以空白管调零,读取各管吸光度。

【计算】

$$血清(浆)TG(mmol/L) = \frac{测定管吸光度}{标准管吸光度} \times 标准液浓度$$

表3-13 GPO-PAP法测定血清(浆)TG操作步骤

加入物(ml)	空白管	标准管	测定管
蒸馏水	0.02	—	—
标准液	—	0.02	—
血清	—	—	0.02
酶试剂	2.0	2.0	2.0

【参考区间】

合适范围:<1.70mmol/L;边缘性升高:1.70~2.25mmol/L;升高:≥2.26mmol/L(根据人民卫生出版社2007年出版的《中国成人血脂异常防治指南》)。

【注意事项】

1. 血清TG易受饮食的影响,在进食脂肪后可以观察到血清中甘油三酯明显上升,2~4小时内即可出现血清浑浊。因此,受试者应在取血前2周保持平时的饮食习惯,近期内无急性病、外伤、手术等异常情况,取血前24小时不饮酒、不做剧烈运动;取血前禁食12小时(根据2012年6月实施的中华人民共和国卫生行业标准)。

2. 本法没有抽提甘油三酯,而反应的中间产物中有甘油,所以血清中游离的甘油对TG测定结果有一定的影响,标本4℃存放不宜超过3天,避免TG水解释放出甘油。

3. 所用酶试剂应在4℃避光保存,至少可稳定3天至1周,出现红色时应停止使用,试剂空白的吸光度应≤0.05。

4. 本方法的线性上限为11.3mmol/L,若所测TG值超过了11.3mmol/L,则需用生理盐水稀释后再测。

【思考题】

1. 磷酸甘油氧化酶法测定血清甘油三酯的基本原理是什么?

2. 何为PAP?

(熊 燏)

实验37 胆固醇氧化酶法测定血清(浆)总胆固醇

【目的】

掌握:胆固醇氧化酶法测定血清(浆)总胆固醇的基本原理。

熟悉:手工法测定总胆固醇的操作过程。

了解:总胆固醇测定的注意事项。

【原理】

血清(浆)中总胆固醇(total cholesterol,TC)包括游离胆固醇(free cholesterol,FC)和胆固醇酯(cholesteryl ester,CE)两部分。CE首先被胆固醇酯酶水解为FC和FFA,然后胆固醇氧化酶催化FC生成Δ4-胆甾烯酮和过氧化氢(H_2O_2),在过氧化物酶作用下,H_2O_2与4-氨基安替比林(4-amino antipyrine,4-AAP)和酚反应生成最大吸收波长在470~550nm的红色醌类化合物,其吸光度值与标本中TC含量成正比。

【试剂与器材】

1. 胆固醇测定酶试剂

Good缓冲液(pH 6.7)   50mmol/L

胆固醇酯酶   ≥200U/L

胆固醇氧化酶	≥100U/L
过氧化物酶	≥3000U/L
4-AAP	0.3mmol/L
苯酚	5mmol/L

2. 胆固醇标准溶液(5.17mmol/L) 胆固醇200mg,溶于异丙醇100ml,于4℃备用。或采用定值的参考血清作为标准溶液。

3. 仪器 自动生化分析仪或分光光度计。

【操作】

1. 自动分析法 按仪器和试剂盒说明书的要求进行测定。

2. 手工操作法 终点法检测TC,按表3-14依次加样。

表3-14 胆固醇氧化酶法测定TC操作步骤

加入物(µl)	空白管(B)	标准管(S)	测定管(U)
蒸馏水	20	—	—
标准液	—	20	—
血清	—	—	20
酶试剂	2000	2000	2000

混匀,37℃水浴保温5分钟,调节分光光度计波长到500nm,以空白管调零,测定各管的吸光度。

【计算】

$$血清\ TC\ (mmol/L) = \frac{测定管吸光度}{标准管吸光度} \times 标准液浓度$$

【参考区间】

合适范围:<5.2mmol/L;边缘性升高:5.23~5.69mmol/L;升高:≥5.72mmol/L。

【注意事项】

1. 检测标本可为血清或血浆,血浆需以肝素或EDTA-K_2作为抗凝剂。

2. 该方法既可作为终点法,也可作为速率法检测。终点法易受到标本中胆红素、血红蛋白等有色物质和抗坏血酸等还原性物质的影响。血红蛋白>2g/L时对结果产生正干扰,胆红素>0.1g/L有明显负干扰;抗坏血酸与甲基多巴浓度高于治疗水平时使结果降低;脂血无明显影响。而这些物质对速率法影响较小。

3. 受试者前两周保持平常的饮食习惯;近期无急性病、外伤、手术;取血前停用影响血脂水平的药物,不能停用需记录用药情况;取血前24小时不饮酒,不做剧烈运动;取血前禁食12小时。

4. 标本密闭保存时,4℃可稳定1周,-20℃可稳定半年以上;标本不宜反复冻融。

5. 复查以1周以上,2个月以内的时间间隔对同一受试者取血2~3次。

【思考题】

1. 胆固醇氧化酶法测定血清(浆)总胆固醇的基本原理是什么?

2. 影响终点法检测TC结果的因素有哪些?

3. 如果在手工操作法中采用速率法检测TC,要怎样设计?

(邢 艳)

实验 38 磷钨酸-镁沉淀法测定血清高密度脂蛋白-胆固醇

【目的】

掌握:磷钨酸-镁沉淀法测定 HDL-C 的基本原理。

熟悉:手工法测定 HDL-C 的操作过程。

了解:血清 HDL-C 测定的注意事项。

【原理】

由于所有的脂蛋白都含有胆固醇,因此必须从其他脂蛋白中分离出 HDL 后再进行测定。分离 HDL 的方法主要有超速离心法、电泳法及沉淀法,以沉淀法最为简单,其原理是用大分子多聚阴离子(如磷钨酸、硫酸葡聚糖、肝素等)与两价阳离子(如 Mg^{2+}、Ca^{2+}、Mn^{2+})组成的沉淀剂(本实验采用磷钨酸-Mg^{2+})将含有 ApoB 的脂蛋白(CM、VLDL、LDL 等)沉降下来,则上清液中仅含有 HDL,然后用胆固醇氧化酶法测定上清液中的胆固醇含量。

【试剂与器材】

1. 磷钨酸-氯化镁溶液 称取磷钨酸钠 0.44g、氯化镁($MgCl_2 \cdot 6 H_2O$)1.1g,溶于 80ml 蒸馏水中,用 1mol/L 氢氧化钠调节 pH 至 6.1 ± 0.1,再用蒸馏水定容到 100ml。

2. 胆固醇测定液 同实验 37"胆固醇氧化酶法测定血清(浆)总胆固醇"。

3. 胆固醇标准液 低胆固醇定值血清。

4. 仪器 常速离心机、自动生化分析法或分光光度计、37℃恒温水浴箱。

【操作】

1. 自动生化分析法 按仪器和试剂盒说明书的要求进行测定。

2. 手工操作法 按表 3-15 加样测定胆固醇。

表 3-15 磷钨酸-镁沉淀法测定 HDL-C 操作步骤

加入物(μl)	空白管(B)	标准管(S)	测定管(U)
血清	—	—	100
标准液	—	50	—
沉淀剂	—	50	100
混匀,室温放置 15 分钟,3000r/min 离心 15 分钟,测定管吸取上清液			
蒸馏水	50	—	—
标准液	—	50	—
血清	—	—	50
酶试剂	2000	2000	2000

混匀,37℃水浴保温 5 分钟,调节分光光度计波长到 500nm,以空白管调零,测定各管的吸光度。

【计算】

$$血清\ HDL\text{-}C\ (mmol/L) = \frac{测定管吸光度}{标准管吸光度} \times 标准液浓度 \times 2$$

式中:2 是加沉淀剂的稀释因子

【参考区间】

合适范围:>1.04mmol/L;降低:<0.91mmol/L;升高:>1.55mmol/L。

【注意事项】

1. 该法操作简单,不需要昂贵的设备,且费用较低,适用于普通的实验室,被美国胆固醇教育计划(National Cholesterol Education Program,NCEP)推荐为常规方法,1995 年中华医学会检验分会在国内推荐其作为 HDL-C 测定的常规方法。但沉淀法的主要缺点是标本需预先离心处理,不适合自动化分析仪,目前国内检验科基本上采用直接匀相测定法作为测定 HDL-C 的常规方法。

2. 在室温条件下,血清(浆)中各类脂蛋白之间会发生脂质交换,游离胆固醇也会不断酯化,所以要及时测定。但沉淀后分离的上清液中 HDL 稳定,4℃可保存 5 天。

3. 严重脂血的血清标本用生理盐水 1:1 稀释后再沉淀。高 TG 的标本由于 VLDL 沉淀不完全而影响实验结果。

4. 磷钨酸-氯化镁溶液在 4~25℃至少稳定 1 年,且该溶液不干扰酶法测定胆固醇。

【思考题】

1. 简述磷钨酸-镁沉淀剂法测定血清 HDL-C 的基本原理。

2. 影响 HDL-C 检测结果的因素有哪些? 分别是正干扰还是负干扰?

3. 同样是胆固醇氧化酶法测胆固醇,为何在本实验和实验 37 中血清和标准的加样量不同?

(邢 艳)

实验 39 表面活性剂清除法测定血清低密度脂蛋白-胆固醇

【目的】

掌握:表面活性剂清除法测定血清 LDL-C 的基本原理。

熟悉:手工法测定 LDL-C 的操作过程。

了解:血清 LDL-C 测定的注意事项。

【原理】

要检测 LDL-C,首先需要去除血清中 FC 和其他类型的脂蛋白,该法利用表面活性剂达到此目的。试剂 I 中的表面活性剂 1 能改变并解离 LDL 以外的脂蛋白(HDL、CM 和 VLDL 等)结构,释放出来的微粒化胆固醇分子和血清中 FC 被胆固醇酶试剂催化产生 H_2O_2,在缺乏偶联剂时 H_2O_2 被消耗而不显色。此时 LDL 颗粒仍是完整的。试剂 II(含表面活性剂 2 和偶联剂 DSBmT)可使 LDL 颗粒解离释放胆固醇,参与 Trinder 反应而显色。因其他脂蛋白的胆固醇分子已清除,显色深浅与 LDL-C 含量成正比。

【试剂与器材】

1. 试剂 表面活性剂清除法测定 LDL-C 试剂盒的试剂组成见表 3-16。

表 3-16 表面活性剂清除法测定 LDL-C 试剂盒的试剂组成

组成	初始浓度
试剂 I:4-氨基安替比林	0.5mmol/L
胆固醇氧化酶	1.2U/ml
胆固醇酯酶	3 U/ml
过氧化物酶	0.5 U/ml

续表

组成	初始浓度
Good 缓冲液	pH 6.3
表面活性剂 1	适量
试剂Ⅱ：偶联剂 DSBmT	1.0mmol/L
表面活性剂 2	适量
Good 缓冲液	pH 6.3

2. 标准物质　采用定值的参考血清作标准。

3. 仪器　自动生化分析仪或分光光度计。

【操作】

1. 自动生化分析法　按仪器和试剂盒说明书的要求进行测定。

2. 手工操作法　取 3 支试管按表 3-17 操作。

表 3-17　表面活性剂清除法测定 LDL-C 操作步骤

加入物(μl)	空白管(B)	标准管(S)	测定管(U)
试剂Ⅰ	1500	1500	1500
生理盐水或蒸馏水	15	—	—
标准液	—	15	—
样本	—	—	15
混合,37℃保温 5 分钟,在主波长 546nm、副波长 660nm 下测定各管吸光度 A1			
试剂Ⅱ	500	500	500

混合,37℃保温 5 分钟,在主波长 546nm、副波长 660nm 下测定各管吸光度 A2。

【计算】

$$血清 LDL\text{-}C(mmol/L) = \frac{测定管吸光度(\Delta Au)}{标准管吸光度(\Delta As)} \times 标准液浓度$$

$$\Delta A = (A2_{546} - A2_{660}) - (A1_{546} - A1_{660})$$

【参考区间】

合适范围: <3.12mmol/L;边缘性升高:3.15~3.61mmol/L;升高: >3.64mmol/L。

【注意事项】

1. 需使用试剂盒配套校准物准确定值。

2. NCEP 规定了 LDL-C 测定的分析目标:总误差≤12%,不精密度 CV≤4%,不准确度偏差≤4%(与参考方法超速离心法比较);与参考方法进行方法学比较结果应基本一致(相关系数 $r > 0.95$ 以上);特异性好,高 HDL-C、VLDL-C 对测定基本无明显影响,回收率为 90%~110%;线性范围宽,最小检测水平至少为 0.01mmol/L,检测上限至少为 7.77mmol/L。

3. 抗干扰能力较强,溶血、脂血和胆红素血对测定结果基本无干扰。

【思考题】

1. 表面活性剂清除法测定 LDL-C 的基本原理是什么?

2. LDL-C 测定方法的发展经历了超速离心法、沉淀法和直接匀相法,本方法属于哪种类型？这几大类方法的优缺点有哪些？

3. 目前 LDL-C 测定的参考方法是什么？

（邢　艳）

实验40　胆红素氧化酶法测定血清总胆红素和结合胆红素

【目的】

掌握：胆红素氧化酶法测定总胆红素和结合胆红素的基本原理。

熟悉：手工法测定总胆红素和结合胆红素的操作过程。

了解：血清总胆红素和结合胆红素测定的注意事项。

【原理】

胆红素在波长450nm附近有最大吸收峰。当胆红素被胆红素氧化酶（bilirubin oxidase, BOD）催化生成胆绿素继而被氧化成淡紫色化合物，引起450nm处吸光度值下降，下降程度与被氧化的胆红素的量相关。

$$胆红素 + \frac{1}{2}O_2 \xrightarrow{BOD} 胆绿素 + H_2O$$

$$胆绿素 + O_2 \longrightarrow 淡紫色化合物$$

在 pH 8.0~8.2 缓冲条件下，结合胆红素及未结合胆红素均被氧化，所测得的450nm处吸光度下降值即反映总胆红素含量。加入十二烷基硫酸钠（SDS）及胆酸钠等阴离子表面活性剂可促进胆红素氧化。当缓冲液 pH 为 3.7~4.5 时，BOD 仅能催化结合胆红素氧化，因而测定的值为结合胆红素含量。

【试剂与器材】

1. 0.1mol/L Tris-HCl 缓冲液（pH 8.2）　称取 1 211mg 三羟甲基氨基甲烷（Tris）、172.3mg 胆酸钠、432.6mg SDS，溶于约 90ml 蒸馏水中，在室温用 1mol/L 盐酸调节 pH 至8.2，再加蒸馏水定容至 100ml，置冰箱4℃保存。

2. 0.2mol/L 磷酸盐缓冲液（pH 4.5）。

3. BOD 溶液　市售 BOD 溶液的酶活性一般在 25 000U/L。

4. 总胆红素标准液　按改良 J-G 法（实验30）中方法配制，也可用市售标准品。

5. 结合胆红素标准液　用溶于人血清中的二牛磺酸胆红素（ditaurobilirubin, DTB）作为结合胆红素标准品，也可用市售标准品。

【操作】

1. 总胆红素测定　按表3-18 进行操作。

表3-18　BOD 法测定血清总胆红素操作步骤

加入物（ml）	标准空白管（SB）	测定空白管（UB）	标准管（S）	测定管（U）
血清	—	0.05	—	0.05
总胆红素标准液	0.05	—	0.05	—
pH 8.2 Tris-HCl 缓冲液	1.0	1.0	1.0	1.0
蒸馏水	0.05	0.05	—	—
BOD 溶液	—	—	0.05	0.05

加入 BOD 溶液后立即混匀,置37℃水浴5分钟,以蒸馏水调零,读取450nm波长处各管吸光度(A)。

2. 结合胆红素测定 按表3-19操作。

表3-19 BOD法测定血清结合胆红素操作步骤

加入物(ml)	标准空白管(SB)	测定空白管(UB)	标准管(S)	测定管(U)
血清	—	0.05	—	0.05
结合胆红素标准液	0.05	—	0.05	—
pH 4.5 磷酸盐缓冲液	1.0	1.0	1.0	1.0
蒸馏水	0.05	0.05	—	—
BOD 溶液	—	—	0.05	0.05

加入 BOD 溶液后立即混匀,置37℃水浴5分钟,以蒸馏水调零,读取450nm波长处各管吸光度(A)。

【计算】

1. 血清总胆红素 $(\mu mol/L) = \dfrac{A_U - A_{UB}}{A_U - A_{SB}} \times Cs_{总胆红素}$

2. 血清结合胆红素 $(\mu mol/L) = \dfrac{A_U - A_{UB}}{A_S - A_{SB}} \times Cs_{结合胆红素}$

【参考区间】

血清总胆红素:3.4 ~ 17.1μmol/L;血清结合胆红素:0 ~ 3.4μmol/L。

【注意事项】

1. BOD 最适 pH 为 8.0 ~ 8.2,BOD 终浓度为 0.18 ~ 1.2U/ml 即能在5分钟反应完全。但在测定结合胆红素时 pH 为 4.5,偏离 BOD 的最适 pH 范围,因此要求 BOD 有较高的浓度,一般使反应液中终浓度不低于 0.5U/ml。

2. 胆红素对光敏感,标本和标准液应尽量避光保存。

3. 实验需设标准管和测定管对照,且对照管和非对照管的比色杯不能混用。

4. 黄疸血清或肝素抗凝血浆标本反应15分钟会产生浑浊(球蛋白及纤维蛋白原沉淀引起),在磷酸盐缓冲液中加入尿素可防止浑浊。

5. 本法抗干扰能力较强,轻度溶血(Hb含量低于1g/L)和抗坏血酸低于0.1g/L 时,对结果无影响。

【思考题】

1. 胆红素氧化酶法测定总胆红素和结合胆红素的基本原理是什么?

2. 分析 BOD 法与重氮试剂法各有哪些优越性?

3. 临床上广泛应用的钒酸盐氧化法反应原理是什么?

(邢 艳)

实验41 酶循环法测定血清总胆汁酸

【目的】

掌握:酶循环法测定血清总胆汁酸的基本原理。

熟悉:手工法测定总胆汁酸的操作过程。

了解:血清总胆汁酸测定的注意事项。

【原理】

血清中的胆汁酸(3α-羟类固醇)在3α-羟类固醇脱氢酶(3α-HSD)和β-硫代烟酰胺嘌呤二核苷酸氧化型(Thio-NAD$^+$,硫代氧化型辅酶Ⅰ)作用下,被特异性地氧化生成3-酮类固醇及β-硫代烟酰胺嘌呤二核苷酸还原型(Thio-NADH)。而生成的3-酮类固醇在3α-HSD催化下与NADH作用又生成胆汁酸及NAD$^+$。如此,血清中微量的胆汁酸通过多次酶循环(通过脱氢酶-辅酶体系来循环底物-胆汁酸)被放大,同时使Thio-NADH不断扩增。在波长405nm监测Thio-NADH吸光度的变化值,即得血清中胆汁酸的含量。

$$胆汁酸 + Thio-NAD^+ \xrightarrow{3\alpha-HSD} 3-酮类固醇 + Thio-NADH$$

$$3-酮类固醇 + NADH \xrightarrow{3\alpha-HSD} 胆汁酸 + NAD^+$$

【试剂与器材】

1. 试剂Ⅰ(pH 7.0) Thio-NAD$^+$ 2mmol/L,Good缓冲液20mmol/L。

2. 试剂Ⅱ(pH 7.0) 3α-HSD 15kU/L,NADH 3mmol/L,Good缓冲液20mmol/L。

3. 50μmol/L胆汁酸标准液 24.38 mg甘氨胆酸钠(Mr 48.76)溶于1L经透析的混合血清中。

4. 仪器 自动生化分析仪或分光光度计。

【操作】

自动化分析法

反应类型:速率法;

反应温度:37℃;

波长:405nm(主)/660nm(次);

加样:按表3-20操作。

表3-20 酶循环法测定血清总胆汁酸操作步骤

加入物(μl)	空白管(B)	标准管(S)	测定管(U)
蒸馏水	3	—	—
标准液	—	3	—
血清	—	—	3
试剂Ⅰ	200	200	200
混匀,37℃水浴5分钟			
试剂Ⅱ	50	50	50

混匀,37℃水浴,延迟时间1分钟,读数时间4分钟,以空白管调零。

【计算】

$$血清 TBA(\mu mol/L) = \frac{测定管吸光度(\Delta Au)}{标准管吸光度(\Delta As)} \times 标准液浓度$$

$$\Delta A = A_{405} - A_{660}$$

【参考区间】

血清TBA 0~9.67μmol/L。

【注意事项】

1. 血清 TBA 测定的酶循环是一种通过脱氢酶-辅酶体系来循环底物的方法,3α-HSD 对 Thio-NAD$^+$ 和 NADH 都应有高的亲和力,而且反应体系的 pH 和缓冲液应允许正反应(胆汁酸氧化)和逆反应(胆汁酸生成)都能进行,而且 Thio-NAD$^+$ 和 NADH 浓度和比例要适当,从而提高反应灵敏度。

2. 反应混合物的吸光度受蛋白质影响,故胆汁酸标准液应用混合血清配制。

3. 脂肪酶、甘油三酯和胆固醇(包括 HDL-C、LDL-C)测定试剂中均含有胆酸盐,自动分析中应尽可能避免携带污染,可将 TBA 编排在上述有污染的项目前测定,或设定仪器试剂针、样品针和反应杯的补充清洗程序。

4. 血红蛋白≤5000mg/L、胆红素≤500mg/L、抗坏血酸≤1000mg/L 对测试结果无明显影响。

【思考题】

1. 血清 TBA 测定方法有哪些? 参考方法和常规方法分别是什么?

2. 循环酶法测定 TBA 的基本原理是什么?

3. TBA 测定的干扰因素有哪些? 如何去除干扰?

(邢　艳)

实验 42　尿酸酶-过氧化物酶偶联法测定血清尿酸

【目的】

掌握:尿酸酶-过氧化物酶偶联法测定血清尿酸的基本原理。

熟悉:手工法测定血清尿酸的操作过程。

了解:血清尿酸测定的临床意义。

【原理】

尿酸在尿酸酶催化下,氧化生成尿囊素、CO_2 和 H_2O_2,H_2O_2 与 3,5-二氯-2-羟苯磺酸 (DHBS)和 4-氨基安替比林(4-AAP)在过氧化物酶催化下,生成醌亚胺化合物,波长 520nm 下比色,吸光度的高低与样品中尿酸的含量成正比。

$$尿酸 + O_2 + H_2O \xrightarrow{\text{尿酸酶}} 尿囊素 + CO_2 + H_2O_2$$

$$2H_2O + 4\text{-}AAP + DHBS \xrightarrow{POD} 醌亚胺化合物 + H_2O$$

【试剂与器材】

1. 酶混合试剂

尿酸酶	160U/L
过氧化物酶	1 500U/L
4-AAP	0.4mmol/L
DHBS	2mmol/L
磷酸盐缓冲液(pH 7.7)	100mmol/L

2. 6mmol/L 尿酸标准贮存液　称取碳酸锂 60mg,溶解于 60℃蒸馏水 40ml 中,加入尿酸($C_5H_4O_3N_4$,Mr 168.11)100.9mg,待完全溶解后冷却至室温,移入 100ml 容量瓶中,用蒸馏水稀释至满刻度,置棕色瓶中保存。

3. 300μmol/L 尿酸标准应用液　取尿酸标准贮存液 5ml 于 100ml 容量瓶中,加乙二醇

33ml,加蒸馏水稀释至刻度。

【操作】

1. 自动生化分析法　按仪器和试剂说明书的要求进行测定。

2. 手工操作法　按表3-21进行操作。

表3-21　酶偶联法测定尿酸操作步骤

加入物(ml)	空白管(B)	标准管(S)	测定管(U)
血清	—	—	0.1
尿酸标准液应用液	—	0.1	—
蒸馏水	0.1	—	—
酶试剂	1.5	1.5	1.5

混匀,室温放置10分钟,在520nm波长下,以空白管调零,读取各管吸光度。

【计算】

$$血清尿酸(\mu mol/L) = \frac{测定管吸光度}{标准吸光度} \times 标准应用液浓度$$

【参考区间】

成年男性:208～428μmol/L;成年女性:155～357μmol/L。

【注意事项】

1. 血清与尿液标本中的尿酸在室温条件下可稳定3天。尿标本冷藏后,可引起尿酸盐沉淀,此时可调节pH至7.5～8.0,并将标本加热到50℃,等沉淀溶解后再进行测定。

2. 尿酸在水中溶解度极低,但易溶于碱性碳酸盐溶液中,配制标准液时,加碳酸锂加热助溶。如无碳酸锂,可用碳酸钠代替。

3. 乳糜和抗坏血酸对测定结果有干扰。

4. 使用不同的仪器和校准品,检测结果可能有差异。

5. 血红蛋白≤100mg/dl,胆红素≤40mg/dl,对测定结果没有明显干扰。

【思考题】

1. 血清尿酸增高有何临床意义?

2. 何为Trinder反应?影响因素有哪些?

(刘继英)

实验43　脲酶-谷氨酸脱氢酶偶联速率法测定血清尿素

【目的】

掌握:脲酶-谷氨酸脱氢酶偶联速率法测定血清尿素的基本原理。

熟悉:手工法测定血清尿素的操作过程。

了解:血清尿素测定的临床意义。

【原理】

尿素经脲酶催化水解生成氨和二氧化碳。在谷氨酸脱氢酶(Glutamate dehydrogenase, GLDH)催化下,氨与α-酮戊二酸及还原型辅酶Ⅰ(NADH)反应生成谷氨酸与NAD^+。NADH在340nm波长处有吸收峰,其吸光度下降的速率与待测样品中尿素的含量成正比。

反应式如下：

$$尿素 + H_2O \xrightarrow{\text{脲酶}} 2NH_3 + CO_2$$

$$NH_3 + \alpha\text{-酮戊二酸} + NADH + H^+ \xrightarrow{\text{GLDH}} 谷氨酸 + NAD^+ + H_2O$$

【试剂与器材】

1. 酶试剂　试剂成分和在反应液中的参考浓度如下：

pH 8.0 Tris-琥珀酸缓冲液	150mmol/L
脲酶	8 000U/L
GLDH	700U/L
NADH	0.3mmol/L
α-酮戊二酸	15mmol/L
ADP	1.5mmol/L

目前较多采用双试剂法，将 NADH 与 α-酮戊二酸分开保存有利于试剂稳定。

2. 尿素标准贮存液（100mmol/L）　精确称取于 60~65℃ 干燥恒重的尿素（Mr 60.06）0.6g，溶解于无氨去离子水，并定容至 100ml，加 0.1g 叠氮钠防腐，4℃ 可保存 6 个月。

3. 尿素标准应用液（5mmol/L）　取上述贮存液 5ml 置 100ml 容量瓶中，用去离子水定容至 100ml。

4. 仪器　自动生化分析仪或分光光度计。

【操作】

1. 自动生化分析仪　两点速率法，标本：酶试剂比为 1∶100，反应温度 37℃，波长 340nm，延迟时间 30 秒，读数时间 60 秒。详细操作程序参照仪器和试剂盒说明书。

2. 手工操作法　按下表 3-22 操作。

表 3-22　酶偶联速率法测定尿素操作步骤

加入物（ml）	空白管（B）	标准管（S）	测定管（U）
血清	—	—	0.015
尿素标准应用液	—	0.015	—
无氨去离子水	0.015	—	—
酶试剂	1.5	1.5	1.5

混匀后立即在附有恒温装置的分光光度计上监测吸光度变化速率，计算出各管 $\Delta A/min$。

【计算】

$$尿素（mmol/L） = \frac{测定管 \, \Delta A/min - 空白管 \, \Delta A/min}{标准管 \, \Delta A/min - 空白管 \, \Delta A/min} \times 标准应用液浓度$$

【参考区间】

健康成年人血清尿素浓度：2.9~8.2mmol/L。

【注意事项】

1. 标本最好用血清，高浓度氟化物可抑制脲酶而使结果偏低。样品溶血或浑浊可影响检测结果。

2. 样品保存:样品 2 ~ 8℃ 可稳定 3 天, −20℃ 可保存 1 个月,忌反复冻融。

3. 在测定过程中,各种器材和去离子水均应避免无氨离子污染,在 340nm 波长下以去离子水调零,试剂空白吸光度应大于 1。

4. 血氨升高可使尿素测定结果偏高,采用两点速率法能较好地消除内源性氨的干扰,采用液体型双试剂有利于试剂稳定。

5. 血红蛋白≤1000mg/dl,乳糜≤1000mg/dl,胆红素≤40mg/dl,对测定结果没有明显干扰。

【思考题】

1. 哪些因素可引起血清尿素增高?

2. 血清尿素测定需注意哪些问题?

(刘继英)

实验 44　肌氨酸氧化酶法测定血清肌酐

【目的】

掌握:肌氨酸氧化酶法测定血清肌酐的基本原理。

熟悉:手工法测定血清肌酐的操作过程。

了解:血清肌酐测定的临床意义。

【原理】

肌酐在肌酐酰胺水解酶的催化下生成肌酸,肌酸在肌酸酶的催化下水解成肌氨酸和尿素,肌氨酸再经肌氨酸氧化酶催化下生成甘氨酸、甲醛、过氧化氢。过氧化氢、2,4,6-三碘-3-羟基苯甲酸及 4-氨基安替比林在过氧化物酶催化下反应生成紫红色化合物。

$$肌酐 + H_2O \xrightarrow{\text{肌酐酰胺水解酶}} 肌酸$$

$$肌酸 + H_2O \xrightarrow{\text{肌酸酶}} 肌氨酸 + 尿素$$

$$肌氨酸 + O_2 \xrightarrow{\text{肌氨酸氧化酶}} 甘氨酸 + 甲醛 + H_2O_2$$

$$2H_2O_2 + 4\text{-}AAP + 2,4,6\text{-}三碘\text{-}3\text{-}羟基苯甲酸 \xrightarrow{\text{POD}} 醌亚胺化合物 + H_2O$$

【试剂与器材】

1. 肌酐校准液。

2. 试剂主要成分

试剂 I:

N-三羟甲基代甲基-3-氨基丙磺酸缓冲液(pH 8.1)	30mmol/L
肌酸酶(微生物)	≥333μKat/L
肌氨酸氧化酶(微生物)	≥133μKat/L
抗坏血酸氧化酶(微生物)	≥33μKat/L
2,4,6-三碘-3-羟基苯甲酸	5.9mmol/L

试剂 II:

N-三羟甲基代甲基-3-氨基丙磺酸缓冲液(pH 8.0)	50mmol/L
肌酐酰胺水解酶(微生物)	≥500μKat/L
辣根过氧化物酶	≥16.7μKat/L
4-氨基安替比林	2mmol/L

亚铁氰化钾　　　　　　　　　　　　　　　　　　　　　　163μmol/L

【操作】

1. 自动生化分析法　按仪器和试剂说明书的要求进行测定。
2. 手工操作法　按表 3-23 操作。

表 3-23　肌氨酸氧化酶法测定血清肌酐操作步骤

加入物(ml)	空白管(B)	标准管(S)	测定管(U)
血清	—	—	0.05
标准液	—	0.05	—
蒸馏水	0.05	—	—
试剂 Ⅰ	2.0	2.0	2.0

混匀,置 37℃水浴 5 分钟,然后以蒸馏水调零,在波长 546nm 处读取各管的吸光度,分别记为 $A_{空白1}$、$A_{标准1}$、$A_{测定1}$

试剂 Ⅱ	1.0	1.0	1.0

混匀,置 37℃水浴 5 分钟,然后以蒸馏水调零,在波长 546nm 处比色,读取各管的吸光度,分别记为 $A_{空白2}$、$A_{标准2}$、$A_{测定2}$。

【计算】

$$肌酐(μmol/L) = \frac{[A_{测定2} - A_{测定1} \times K] - [A_{空白2} - A_{空白1} \times K]}{[A_{标准2} - A_{标准1} \times K] - [A_{空白2} - A_{空白1} \times K]} \times 校准物浓度$$

$$K = \frac{标本体积 + 试剂Ⅰ体积}{反应液总体积} = \frac{2050μl}{3050μl} = 0.672$$

【参考区间】

健康成年男性:59 ~ 104μmol/L;健康成年女性:45 ~ 84μmol/L。

【注意事项】

1. 溶血对测定结果有明显的干扰作用,应选用新鲜无溶血血清,标本于 4℃保存可稳定 7 天。乳糜≤125mg/dl 对测定结果没有明显干扰。
2. 如试剂浑浊,或在 546nm 波长下以蒸馏水为空白,试剂吸光度大于 0.2 时,请勿使用。

【思考题】

1. 比较肌氨酸氧化酶法和苦味酸法测定血清肌酐的优缺点。
2. 总结临床生化检测项目中有哪些是利用 Trinder 反应来实现检测的?使用的色素原有哪些?

（刘继英）

第三节　连续监测法测定酶活性实验

实验 45　连续监测法测定血清丙氨酸氨基转移酶

【目的】

掌握:连续监测法测定血清丙氨酸氨基转移酶的基本原理。

熟悉:赖氏法和连续监测法测定血清丙氨酸氨基转移酶的各自特点。

了解:血清 ALT 测定的临床意义。

【原理】

ALT 催化氨基从 L-丙氨酸转移到 α-酮戊二酸,生成 α-丙酮酸和 L-谷氨酸。乳酸脱氢酶(LD)能催化 α-丙酮酸还原成乳酸,同时将 NADH 氧化成 NAD^+,可在 340nm 处连续监测到 NADH 的消耗量,从而计算出 ALT 活性浓度。

$$L\text{-丙氨酸} + \alpha\text{-酮戊二酸} \xrightarrow{ALT} \alpha\text{-丙酮酸} + L\text{-谷氨酸}$$

$$\alpha\text{-丙酮酸} + NADH + H^+ \xrightarrow{LD} \text{乳酸} + NAD^+$$

【试剂与器材】

1. 试剂 I　(pH 7.15 ± 0.05)Tris 缓冲液 100mmol/L;a-酮戊二酸 15mmol/L;NADH 0.18mmol/L;LD 1 200U/L。

2. 试剂 II　L-丙氨酸 240mmol/L。

【操作】

1. 单试剂法

(1)试剂 I:试剂 II = 4:1 混合成工作液。

(2)血清 40μl 加工作液 1000μl,混匀,37℃ 恒温 1 分钟后测定初始吸光度,5 分钟内准确测定平均每分钟吸光度变化值(ΔA/min)。

2. 双试剂法

(1)参数设置:方法:速率法;反应温度:37℃;样品/试剂:1/25;主波长:340nm;副波长:405nm;反应时间:10 分钟。

(2)血清 40μl 加试剂 I 800μl,混匀,37℃ 恒温 5 分钟。加试剂 II 200μl,混匀,延滞期 1 分钟,连续监测吸光度下降速率 5 分钟。然后准确测定平均每分钟吸光度变化值——ΔA/min。

【计算】

$$ALT(U/L) = \frac{-\Delta A/min \times V \times 1000}{6.22 \times v} = -\Delta A/min \times 4180$$

式中:6.22 为 NADH 的毫摩尔吸光系数;V 为反应总体积;v 为血清体积;1000 为 U/ml 到 U/L 的转换系数。

【参考区间】

男性:5~40U/L;女性:5~35U/L。

【注意事项】

1. 血清不宜反复冷冻保存,以免影响酶活性。血清置 4℃ 冰箱 1 周,酶活性无显著变化,不推荐冷冻保存标本测定 ALT。草酸盐、肝素、柠檬酸盐虽不抑制酶活性,但可引起反应液轻度浑浊。

2. 红细胞内 ALT 含量为血清中 3~5 倍,应避免使用溶血标本。

3. 试剂变浑浊或空白吸光度值小于 0.900,应弃去不能使用。

4. 有些试剂配方中含有磷酸吡哆醛,它能与部分脱辅基的酶结合,使脱辅基的酶恢复酶活性,对肿瘤化疗患者和肾病患者的样品(有一部分脱辅基的酶)与不含有磷酸吡哆醛的试剂相比测得结果可以高很多。

【思考题】

1. ALT 测定中有哪两个副反应? 如何消除副反应对 ALT 测定准确性的影响?

2. 本法与试剂中含磷酸吡哆醛的方法比较结果有何差异?

（刘继英）

实验 46　连续监测法测定血清碱性磷酸酶

【目的】

掌握:连续监测法测定血清碱性磷酸酶的基本原理。

熟悉:血清碱性磷酸酶测定需注意的问题。

了解:血清 ALP 测定的临床意义。

【原理】

血清中碱性磷酸酶(alkaline phosphatase,ALP)在碱性条件下将磷酸-4-硝基酚中的磷酸基转移到 2-氨基-2-甲基-1-丙醇(AMP),并释放 4-硝基苯酚,在 405nm 处测定 4-硝基苯酚生成的速率,计算 ALP 的活性。

$$磷酸-4-硝基苯酚 + AMP \longrightarrow AMP-磷酸 + 4-硝基苯酚$$

【试剂与器材】

试剂 I (R_1):AMP	1.0mmol/L
硫酸锌	1.5mmol/L
乙酸镁	2.5mmol/L
N-羟乙基乙二胺三乙酸(HEDTA)	2.5mmol/L
试剂 II (R_2):磷酸-4-硝基酚	100mmol/L
氯化镁	10.5mmol/L

工作液:将试剂 I 和试剂 II 按照 4:1 的比例混匀。

仪器:各种类型半自动,全自动临床生化分析仪。

【操作】

1. 工作液(样本启动,表 3-24)

表 3-24　连续监测法测定血清碱性磷酸酶

加入物(μl)	测定管(U)
血清	20
工作液	1000

混匀,1 分钟后读取各管吸光度,每隔 1 分钟记录一次,共 3 分钟计算平均变化吸光度($\Delta A/min$)。

2. 双试剂(底物启动,表 3-25)

表 3-25　连续监测法测定血清碱性磷酸酶

加入物(μl)	测定管(U)
试剂 I (R_1)	1000
血清	20
充分混匀,37℃孵育 1~5 分钟	
试剂 II (R_2)	250

　　混匀,空白管调零,1分钟后读取各管吸光度,每隔1分钟记录一次,共3分钟计算平均变化吸光度($\Delta A/min$)。

【计算】

$$ALP(U/L) = \Delta A/min \times F$$

$$F = \frac{TV \times 1000}{18.8 \times SV \times b}$$

　　式中:TV = 总反应体积(μl);SV = 样品体积(μl);18.8 = 对硝基苯酚在405nm处的毫摩尔消光系数;b = 比色杯光径(cm)。

【参考区间】

　　测定温度37℃,女性1~12岁 < 500U/L;15岁以上40~150U/L。男性1~12岁 < 500U/L;12~15岁 <750U/L;25岁以上40~150U/L。

【注意事项】

　　1. 样品采集后应尽快分离测定,即使密封低温保存,在24小时后其活性也会上升5%~10%。收集的血清最好在4小时之内完成测定。

　　2. 样品溶血可产生轻度负误差。

　　3. 样本应避免使用EDTA、柠檬酸盐、草酸盐、氟化物等抗凝血浆,但肝素抗凝可以使用。

　　4. 底物有一定的自身水解作用,酶活性计算时应扣除试剂空白变化的速率,为保证足够的底物浓度需设置试剂空白吸光度限额。

　　5. 工作液最好临用现配。

【思考题】

　　1. ALP活性计算公式中F因子与哪些因素有关? 如何计算?

　　2. ALP活性测定时需注意哪些问题?

(刘继英)

第四章

临床生物化学检验综合应用实验

第一节　方法学评价实验

为满足临床医疗对实验室检验的要求,实验室需要不断地引入新方法或改进原有的方法。引入或改进的新方法在进入临床应用时,需要对其进行方法性能评价,确保分析方法的性能满足临床的需求。

方法学评价的基本步骤包括:①明确临床需求,确定方法的质量目标,可允许误差,常用允许总误差(TEa)表示。②选定适当的反映分析误差的实验,如回收试验、干扰试验、方法比较试验、重复性试验(批内、日内、日间)等。③分析试验数据,评估分析误差的大小。④将测定的误差与确定的可允许误差进行比较,判断方法的可接受性。

常见的方法性能评价指标有准确度(accuracy)、精密度(precision)、灵敏度(sensitivity)、特异度(specificity)、分析测量范围(analytical measure range,AMR)等。本节以血糖测定项目为例,评价葡萄糖氧化酶法(GOD-POD法)的方法性能,比较方法采用血糖测定参考方法己糖激酶法(HK法)。两种方法的测定均采用商用试剂。

一、准确度的评价

准确度是指分析物测定值与真值之间的一致性,常用系统误差(systematic error)和总误差(total error)评价,一般用偏差(bias)和偏差系数(coefficient of bias)反映不准确度。评价方法准确度可通过相关试验对其各种误差及总误差进行分析,并与性能标准进行比较,判断其准确度是否可接受,常用试验包括回收试验、干扰试验和方法比较试验。

实验 47　回　收　试　验

【目的】

掌握:回收试验的原理及意义。

熟悉:回收试验的操作过程。

了解:回收试验在临床中的应用价值。

【原理】

回收试验是反映分析方法准确测定加入样品中已知浓度或量的纯分析物能力的试验,是评价方法准确度的有效方法。回收试验可有效地反映方法的比例系统误差,也反映方法的竞争性干扰。

本实验通过GOD-POD法测定生理盐水中加入葡萄糖的回收率,判断GOD-POD法比例系统误差的大小,从而评价方法的准确度。

【试剂与器材】

1. 80mmol/L 葡萄糖标准液。

2. 生理盐水。

3. GOD-POD 血糖检测试剂盒。

4. 样品：血糖浓度约 2.2mmol/L 的人血清(浆)标本或者混合血清(浆)。

【操作】

1. 标本制备　见表 4-1。

表 4-1　回收试验样本制备

加入物(ml)	基础管	回收管		
		I	II	III
血清	0.9	0.9	0.9	0.9
葡萄糖标准液	—	0.01	0.06	0.09
生理盐水	0.1	0.09	0.04	0.01

2. 血糖浓度测定　按 GOD-POD 试剂盒说明分别测定基础管及回收管的血糖浓度,每管作双份检测,结果取平均值。

【计算】

1. 加入葡萄糖浓度计算

$$加入浓度(mmol) = 标准液浓度 \times \frac{标准液量(ml)}{血清量(ml) + 标准液量(ml) + 生理盐水(ml)}$$

2. 回收量计算

$$回收量 = 回收管测得值 - 基础管测得值$$

3. 回收率计算

$$回收率(\%) = \frac{回收量}{加入浓度} \times 100\%$$

【参考区间】

一般要求回收率在 95%~105%。

【注意事项】

1. 为避免检测样本中血清被过度稀释,造成误差的改变或消失,加入标准品溶液及生理盐水的体积不得超过血清样本的 10%。

2. 加入标准液后的样本浓度应在医学决定水平附近,且应在方法的分析范围内,一般需测定高、中、低不同浓度的回收率,计算平均回收率。

3. 标准液加入浓度是根据加入标准液、血清样本及生理盐水体积计算得到的,吸样量的变化会影响加入标准液的浓度,因此本实验中准确加样尤其重要。

4. 一般要求回收率在 95%~105%,最为理想的回收率为 100%。在检测临床样本时,样本中的非分析物环境可以对分析物浓度的测定造成强化或抑制作用,而回收试验测定了加入患者标本中已知浓度或量的纯分析物的浓度,计算得到的回收率可以对检验结果受基质效应的影响作出评估。回收率越接近 100%,说明分析方法对分析物在纯溶液或复杂的基质检测环境中反应能力一致性越强,受基质影响越小;回收率越偏离 100%,说明分析方法对分析物在纯溶液和复杂的基质检测环境中反应能力差别越大,受基质影响越大。

【思考题】

加入标准液的体积控制在10%以内的目的是什么?

(李贵星)

实验48　干 扰 试 验

【目的】

掌握:干扰试验的原理及意义。

熟悉:干扰试验的操作过程。

了解:干扰试验在临床中的应用价值。

【原理】

干扰试验可反映分析物以外其他物质对分析方法测定分析物准确度的影响,可测定特异性和干扰二者引起的误差。

本实验采用抗坏血酸作为GOD-POD法测定血糖的干扰物质。抗坏血酸可以和GOD反应生成的H_2O_2发生还原反应,影响H_2O_2参与第二步POD的偶联反应,从而降低显色强度,产生分析误差。

【试剂与器材】

1. 样本:血糖浓度约7mmol/L的人血清(浆)标本或者混合血清(浆)。

2. 30mmol/L抗坏血酸溶液。

3. 生理盐水。

4. GOD-POD血糖检测试剂盒。

【操作】

1. 标本制备　见表4-2。

表4-2　干扰试验样本制备

加入物(ml)	基础管	干扰管		
		Ⅰ	Ⅱ	Ⅲ
血清	0.9	0.9	0.9	0.9
抗坏血酸溶液	—	0.1	0.07	0.05
生理盐水	0.1	—	0.03	0.05

2. GOD-POD法测定血糖浓度　按GOD-POD试剂盒说明分别测定基础管及干扰管的血糖浓度,每管做双份检测,结果取平均值。

【计算】

1. 干扰物加入浓度计算

干扰物加入浓度(mmol/L) = 干扰物溶液浓度 ×

$$\frac{干扰物溶液量(ml)}{血清量(ml) + 干扰物溶液量(ml) + 生理盐水量(ml)}$$

2. 干扰值计算

$$干扰值(mmol/L) = 干扰管测定值 - 基础管测定值$$

3. 干扰率计算

$$干扰率(\%) = 干扰值/基础值 \times 100\%$$

【参考区间】

干扰值即偏差,当偏差低于允许误差,表明干扰物引起的偏差不会影响测定结果的临床应用价值。对于血糖测定而言,当干扰物引起的偏差小于 1/4TEa CLIA'88(临床实验室修正法规 1988)能力比对试验的质量要求规定,血糖的 TEa 为 0.33mmol/L(或 10%),则不会影响测定结果的临床应用价值,可以近似地认为当干扰物浓度低于该浓度时不会对血糖测定产生影响。

【注意事项】

1. 加入可疑干扰物浓度应明显高于通常所见浓度的上限,最好达到病理标本的最高值。

2. 在实际应用中,分析方法的干扰物不止一个,如一定浓度的尿酸、维生素 C 均可影响血糖的测定,而干扰物也可对多种分析方法造成干扰,因此方法学评价应对造成临床影响的多种干扰物质进行干扰试验的评价。

3. 为了区别误差的来源属于方法的特异性差,还是属于干扰,可用干扰物的纯溶液作为样本测定,如存在干扰值,则误差来源于候选方法的特异性差。

4. 同回收实验,加样准确对本实验同样重要。

5. 当干扰物引起的偏差小于 1/4 TE$_a$ 时,则不会影响测定结果的临床应用价值,可近似地认为当干扰物浓度低于该浓度时不影响测定结果。干扰物对测定的影响与被分析物浓度无关,而与干扰物本身的浓度有关,所以产生的误差属于恒定系统误差。也正因为如此,干扰试验与回收试验不同,计算不同干扰物浓度的平均干扰率无意义。

6. 进行干扰试验时,首先需要确定被试可疑物质是否可引起误差;若能引起误差,还需进一步探讨其误差的来源是属于因方法特异性差,还是属于干扰,若加入的物质本身和分析试剂反应并产生读数,说明方法特异性差;若加入物质并不与分析试剂反应,但它改变了分析物和分析试剂间的反应,说明存在干扰。

【思考题】

干扰试验与回收试验的区别与共同点是什么?

(李贵星)

实验 49　方法比较试验

【目的】

掌握:方法比较试验的原理及意义。

熟悉:方法比较试验的操作过程。

了解:方法比较试验在临床中的应用价值。

【原理】

方法比较试验是将候选方法与已知准确度的方法(如参考方法或经典方法)做对比,以评价候选方法的准确度,是验证方法准确度的最佳方案。它可同时检测候选方法的恒定误差和比例误差的大小。

本实验参照美国临床实验室标准化委员会(现更名为美国临床实验室标准化协会)EP9-A2 文件,以 HK 法测定血糖的方法作为比较方法,来评价 GOD-POD 法测定血糖的总系统误差。

【试剂与器材】

1. GOD-POD 法试剂盒。

2. HK 法试剂盒。

3. 样本：临床血清标本 40 份，血糖浓度应均匀覆盖 GOD-POD 法检测线性范围，如≥8.9mmol/L的标本 10 份；2.8~8.9mmol/L 之间的标本 20 份；≤2.8mmol/L 的标本 10 份。

【操作】

1. 将每份样本分别采用 GOD-POD 法和 HK 法进行双份检测，第一次按 1、2…7、8 的顺序检测，第二次按 8、7…2、1 的顺序检测。

2. 将 40 份样本共 80 对测定结果按表4-3 进行整理记录。设 HK 法测定结果为 x 值，GOD-POD 法测定结果为 y 值。

表 4-3　方法比较试验测定结果

标本号	GOD-POD 法（mmol/L）			HK 法（mmol/L）		
	第一次 Y_1	第二次 Y_2	均值 $\overline{Y}$	第一次 X_1	第二次 X_2	均值 $\overline{X}$
1						
2						
3						
4						
5						
6						
7						
…						
40						

【计算】

1. 检查双份检测数据的离群值

（1）分别检查 HK 法和 GOD-POD 法双份测定值有无离群表现：计算每个标本每一方法双份结果的差值及差值的均值，以各方法双份检测结果间差值均值的 4 倍作为判断限，要求各方法内标本的成对差值都应在判断限内，若存在超过判断限的检测点，则按步骤（2）中叙述处理。如 GOD-POD 法双份检测结果有无离群值，每份标本的双份结果检测差值 $\Delta Y'$ 为对应的 $|Y_2 - Y_1|$，并计算所有 $\Delta Y'$ 的均值（$\overline{\Delta Y}$），若所有 $\Delta Y'$ 均小于 4 倍 $\overline{\Delta Y}$，则说明双份测定结果符合要求，均可纳入后面的计算评价。

（2）若存在某一标本双份结果差值大于 4 倍差值均值的情况，则应进行进一步相对差值的离群值判断：计算相对差值为双份结果差值绝对值除以双份结果均值的倍数（$\Delta Y'$ 或 $\Delta X'$），再计算所有倍数的均值（$\overline{\Delta Y'}$ 或 $\overline{\Delta X'}$），以 4 倍 $\overline{\Delta Y'}$ 或 $\overline{\Delta X'}$ 作为判断限分别对两种检测方法的测定值进行判断，若超过判断限，则不符合要求。

若某一标本双份检测结果均超过上述两种判断限，应分析存在这种情况的原因，且该标本的检测结果应剔除，再继续分析剩下的检测结果。

如果存在 1 例以上检测结果需剔除，应检查原因。若是标本的原因，则其他数据仍可以使用;若无法找出原因,则保留所有的数据;若最大差异超过临床允许误差,应从仪器、试剂、方法上寻找原因,停止继续实验。

2. 绘制散点图　将双份检测结果在坐标纸上作散点图,其中以 x 轴代表 HK 法测定值, y 轴代表 GOD-POD 法测定值。

3. 检查散点图中有无离群值　观察坐标图中 X、Y 实验点有无离群表现以及明显的离群点,若无,可作后继统计学处理,若有,应对 X、Y 配对检测结果进行离群值筛选及剔除。离群值筛选方法及标准类似双份检测数据离群点的筛除方法及标准。

将每份标本经过两种方法检测的前后两个测定值一一对应,计算它们的差值,如第一个标本,差值 $E = (Y_1 - \overline{X})$ 和 $(Y_2 - \overline{X})$,其中 $\overline{X}$ 为 HK 法检测 1 号标本的双份结果均值,同理计算 2~40 号标本的检测差值,然后计算所有差值的平均值 $(\overline{E})$,以 4 倍平均差值 $(\overline{E})$ 作为判断限。所有差值都不应大于判断限。若某标本的测定差值超过了判断限,则应进一步进行相对差异的离群点判断:计算相对差值 E' 为 $(Y_1 - \overline{X})$ 和 $(Y_2 - \overline{X})$ 除以 $\overline{X}$ 的倍数,再计算所有 80 个 E' 的均值 $\overline{E'}$,以相对差值 E' 大于 4 倍 $\overline{E'}$ 作为判断限进行判断。

若某标本两种方法检测点结果均超过上述两种判断限,应认为该点的检测结果属离群点,应剔除。但要求剔除离群点的个数不应超过所有检测标本数的 2.5%。在本试验中,若存在 1 个以上离群点时,须检查原因,判断是否保留数据。原因不清楚,保留全部作统计分析,或用一批新标本重新测定后评价。

4. 回归及相关分析　根据散点图的观察,若 x、y 之间呈直线关系,根据直线回归分析法作统计处理,求出回归方程 $y = a + bx$ 及相关系数 r。截距 a 反映恒定系统误差的大小,斜率 b 反映比例系统误差的大小,相关系数 r 反映两种方法相关性的密切程度(相关计算公式请参阅统计学教材)。

5. 计算系统误差　根据回归方程的 a、b 值,可计算候选方法的系统误差(SE),并与不同医学决定水平 (X_C) 的允许总误差(TEa)进行比较,对候选方法系统误差的可接受性作出判断。SE 的可接受性判断指标为:

$$| (a + bXc) - Xc | < 1/2\ TEa$$

因未考虑不精密度,此时可接受性判断的值取 1/2 TEa。

6. 利用配对 t 检验进行评价　方法比较试验的数据属于配对资料,因而可作配对 t 检验进行评价,其统计学公式是:

$$差值标准差(S_d) = \sqrt{\frac{\sum (d - \overline{d})^2}{n - 1}} = \sqrt{\frac{\sum d^2 - (\sum d)^2/n}{n - 1}}$$

$$t = \frac{\overline{d}}{s_d \sqrt{n}} \qquad 自由度(\nu) = n - 1$$

其中,d 代表候选方法与参考方法测定值的差值(或正或负),$\overline{d}$ 为差值之平均值,n 为配对数。

若求得 t 值 $> t_{0.05(\nu)}$,即 $P < 0.05$,表示候选方法存在显著的系统误差。可以从上述 t 检验的计算公式入手进行分析。在计算 t 值公式中的分子为两种方法的偏差值,表明方法间系统误差的大小。分母是平均偏差标准误,反映方法比较试验中随机误差的大小。因此 t 值是方法比较试验中系统误差和随机误差的比值。若 t 值 $< t_{0.05(\nu)}$,表明两种方法间的系统误差和随机误差量相差不大,尽管有偏差值,但可能由随机误差为主所致,不一定确实存在方法间的系统误差,若 $t > t_{0.05(\nu)}$,说明系统误差显著大于随机误差,方法间确实存在系统误差。

【参考区间】

回归方程中 a 代表恒定系统误差;b 代表比例系统误差;$|(a+bX_C)-X_C|$ 代表医学决定水平(X_C)候选方法的总的系统误差,要求 $|(a+bX_C)-X_C| < E_a$。E_a 可以根据 TEa 来确定。

【注意事项】

1. 试验标本的选择 一般为 40～100 例,其中 25% 的标本浓度低于参考区间下限,50% 标本浓度在参考区间之内,25% 标本浓度高于参考区间上限,且所有标本的浓度应均匀分布于测定的整个线性范围。

2. 标本进行双份测定时,第二次测定的标本顺序应倒过来,且在 4 小时内完成测定。

3. 相关系数 r 表示两个变量间相互关系的密切程度。在作直线回归统计时,除实验点间的离散程度会影响 r 值的大小外,实验点对应的分析物含量分布宽度也会影响 r 值大小。若实验点过于密集,尽管离散程度不大,但 r 值也会偏小。因此可用 r 值的大小检验 X 取值范围是否合适。一般要求 $r \geq 0.975$ 或 $r^2 \geq 0.95$,否则必须增加标本数量以扩大浓度范围。如扩大浓度范围 r 仍然小,认为两种方法相关性的密切程度不够好;某些项目难以通过扩大浓度范围来提高 r,则应考虑选配对 t 检验进行评估。

4. 在进行方法比较试验时,及时绘制散点图,发现异常值立即复做,及时纠正,可减少离群点出现的机会。数据呈非线性表现时,肉眼判断其线性部分,减少数据分布范围,以线性部分进行统计,可减少影响。

5. 在临床常规实验室,很难用参考方法进行比对试验,因此实验室常通过候选方法分析一系列参考材料来保证其准确度,以保证比对试验的准确性和可靠性。常见的参考材料包括 CRM(certified reference material)和 SRM(standard reference material)。此外,在实际工作中,方法比较试验不仅仅用于准确度的验证,当实验室准备引进一个新的检测系统或测定方法应用于临床,或者实验室同时使用两个或两个以上的检测系统测定相同的检测项目时,必须首先确定各个检测系统的测定结果是否存在差异,这种差异是否在允许的误差范围之内,也需要进行方法比较实验。

6. 方法比较试验数据可进行 t 检验分析来评价其误差的大小,但 t 检验结果只能说明在统计学上差异是显著的或极其显著的。需要注意的是:①配对资料的 t 检验有助于发现系统误差的存在,但不能进一步区分误差的类型,如恒定误差与比例误差;②t 值受样本配对数的影响较大,故不应将 t 值大小作为候选方法是否可以接受的唯一依据,而还要根据 d 及 S_d 值大小进行全面的考虑。

【思考题】

1. 用于方法比较试验的标本例数和浓度各有什么要求?

2. 根据两种方法得到的相关系数 $r < 0.975$,说明什么?

(李贵星)

二、精密度的评价

精密度是指同一标本在一定条件下多次重复测定得到的一系列单次测定值之间的接近程度,是反映测定结果中随机误差大小的指标。精密度的大小可采用标准差(standard deviation,SD)或变异系数(coefficient variation,CV)表示,重复性试验是评价方法精密度的常用方法。

重复性试验(replication experiment)是将同一分析材料分成数份标本,进行多次分析测定(一般为 20 次),评价或验证试验方法的随机误差或不精密度的试验。重复性试验包括批内重复性试验、日内重复性试验和日间重复性试验等。批内重复性试验是将同一材料分成数份标本,在相同的条件下,尽可能短的时间内平行测定 20 次;日内重复性试验是将同一材料分成数份标本,在 1 天内作 5 轮,每轮 4 次测定,获得 20 个测定数据;日间重复性试验是将同一材料分成 20 份试验样本,每天测定 1 份,连测 20 天。根据统计处理即可测得候选方法的批内、日内和日间的随机误差。

实验 50 批内重复性试验

【目的】

掌握:批内重复性试验的原理及意义。

熟悉:批内重复性试验的操作过程。

了解:批内重复性试验在临床中的应用价值。

【原理】

批内重复性试验是将同一材料分成数份试验标本,在相同条件下(同样的方法,同一种试剂和标准品,同一台仪器,在同一实验室由同一人操作),尽可能短的时间内进行多次分析测定(一般为 20 次),从而求得批内精密度,反映测定方法随机误差的大小。

本实验采用批内重复性试验评价 GOD-POD 法试剂盒的批内精密度及随机误差的大小。

【试剂与器材】

1. 样本 高、中、低血糖浓度的混合血清(浆)各一份,建议选取 2.8mmol/L、7mmol/L、11mmol/L 三个浓度水平附近的标本。

2. GOD-POD 法试剂盒。

【操作】

1. 分别将高、中、低三个浓度水平的混合血清(浆)分成 5 份,进行 4 轮平行测定,获得20 个检测值。

2. 分别记录每个浓度水平的检测结果。

【计算】

1. 检查离群值 检验 20 次测定数据中的离群值,如存在异常值应剔除。对小样本量的测定,可采用 Grubbs 检验,其统计学公式是:

$$G = \frac{|X_d - \overline{X}|}{S}$$

式中:X_d 为离群值;$\overline{X}$、S 分别为包括离群值在内的均值、标准差,如果计算得到的 G 值大于系数表(表 4-4)中相应显著水平的 a 和测定次数 n 时的临界值 Ga. n,则将 X_d 作为异常值弃舍,具体可按下述三种情况来处理:

(1)若只存在一个离群值,设有 n 个测定数($X_1 < X_2 < X_3 < X_4 < \cdots < X_n$),其中 X_1 为离群值,即可利用上述公式,直接对 X_1 进行检验。

(2)若存在两个或两个以上离群值,且均分布在均数 $\overline{X}$ 的同一侧,例如 X_1、X_2 都是离群值,则首先检验最内侧的一个数据(X_2),即通过检验值 G_2 来决定 X_2 是否应该舍弃。如果

X_2 应该舍弃,X_1 自然也应舍弃;如果 X_2 不应舍去,则再检验 X_1,但在检验 X_1 时,测定次数不应减少一次。

(3)若存在两个或两个以上离群值,且分布于均数两侧,例如 X_1 和 X_n 都同属于离群值,则分别检验 X_1 和 X_n,是否应该舍去。如有一个数据决定舍去,那么再检验另一个数据时,测定次数应该作为减少一次来处理,而且此时应该选择99%的置信水平(表4-4)。

表 4-4　Grubbs 检验临界值 Ga. n

测定次数	显著性水平		测定次数	显著性水平	
(n)	0.05	0.01	(n)	0.05	0.01
3	1.135	1.155	29	2.730	3.086
4	1.426	1.493	30	2.745	3.103
5	1.671	1.700	31	2.759	3.119
6	1.822	1.944	32	2.773	3.135
7	1.938	2.097	33	2.786	3.150
8	2.032	2.221	34	2.799	3.164
9	2.110	2.323	35	2.811	3.178
10	2.174	2.410	36	2.823	3.191
11	2.234	2.484	37	2.834	3.204
12	2.285	2.549	38	2.845	3.216
13	2.331	2.607	39	2.856	3.228
14	2.372	2.658	40	2.867	3.239
15	2.409	2.705	41	2.877	3.250
16	2.443	2.747	42	2.886	3.261
17	2.475	2.785	43	2.896	3.272
18	2.504	2.821	44	2.905	3.282
19	2.531	2.853	45	2.914	3.292
20	2.557	2.884	46	2.923	3.301
21	2.580	2.912	47	2.931	3.310
22	2.603	2.939	48	2.940	3.319
23	2.624	2.963	49	2.948	3.328
24	2.644	2.987	50	2.956	3.337
25	2.663	3.009	60	3.03	3.41
26	2.681	3.029	70	3.08	3.47
27	2.698	3.049	80	3.13	3.52
28	2.714	3.086	90	3.17	3.56
			100	3.21	3.60

2. 计算均值、标准差和变异系数　按上述方法剔除离群值后,计算批内测定值的平均数($\bar{X}$)、标准差(sw)和变异系数(CV%),具体计算如下:

(1)批内均数 $\bar{X}$ = 每轮测定值均数之和($\sum X$)/测定轮数(m)

(2)批内标准差(sw) = $\sqrt{\dfrac{\sum s_i^2}{m}}$

式中 s_i^2 为 5 轮各次测定值的方差,$s_i^2 = \dfrac{\sum (X_i - \overline{X})^2}{n-1}$

（3）变异系数（CV%）＝批内标准差 sw/批内均数×100%

【参考区间】

批内不精密度的判断限是 1/4TEa。批内不精密度≤1/4TEa 时,检测系统的不精密度属可接受;＞1/4TEa 时,批内不精密度不符合要求。CLIA'88（临床实验室修正法规 1988）能力比对试验的质量要求规定,血糖的可接受范围为靶值 ±0.33mmol/L 或 ±10%（取大者）。即 1/4TEa 为 2.5%,即变异系数 CV 小于 2.5% 则认为方法的精密度可接受。

【注意事项】

1. 重复性试验的标本应覆盖检测方法的线性范围,特别应选择医学决定水平的标本进行检测。

2. 为了避免偶然误差的影响,用于评价方法精密度的变异系数应该是剔除离群值之后计算得到的。

3. 在临床应用中,常采用批内重复性试验来反映批内精密度,日间重复性试验来反映总精密度的大小。批内精密度是反映批内进行分析物检测的一组重复检测值离散程度的量值,而总精密度是反映较长的时间内,将所有已知的主要误差因素考虑在内的某分析物的重复检测值离散程度的量值。

在评价某方法的精密度时,批内不精密度的判断限为 1/4 允许误差范围,批间不精密度的判断限为 1/3 允许误差范围。允许误差范围可以根据 CLIA'88 规定的能力比对试验的TEa 确定。

【思考题】

1. 剔除离群点的目的是什么?

2. 为什么不可以直接计算变异系数而要剔除离群点之后再计算变异系数?

（李贵星）

三、检测低限的评价

检测限（limit of detection）是检测系统可检测出的最低分析物浓度。通过检测限试验（detection limit experiment）可确定某检测系统/方法的检测低限（lower limit of detection,LLD）。LLD 指当标本中不含有待测物质时,反映响应量可能出现的数值范围,即样品单次测量可达到的非空白检测响应量对应的分析物量。

实验 51　检测低限试验

【目的】

掌握:检测低限试验的原理及意义。

熟悉:检测低限试验的操作过程。

了解:检测低限试验在临床中的应用价值。

【原理】

选择合适的空白标本,该标本与待测标本的区别在于不含有待测物质。事实上除了药物测定外（因药物不存在正常体液中）,其他空白标本只能是近似于要求的条件。一般用蒸馏水为标本,按试剂说明书方法进行 20 次测定,求出吸光度的均值和标准差,计算最低检测限。

【试剂与器材】

GOD-POD 试剂盒。

【操作】

以蒸馏水为空白样本,按 GOD-POD 法测血糖浓度 20 次。

【计算】

1. 计算 20 次蒸馏水测定的平均浓度及标准差 s,标准差 s 即为低范围时的不精密度。

2. 计算检测低限　平均浓度 $+3s$(97.5% 可能性)

　　　　　　　　　平均浓度 $+2s$(95% 可能性)

【参考区间】

常用空白均值 $+2s$ 表示方法的检测低限。

【注意事项】

最低检测限可以表示实验方法的灵敏度,但是二者的概念不同。检出限是一种分析方法的最低检测能力的指标,灵敏度反映分析方法对最低物质浓度的检测能力。检出限和灵敏度密切相关,方法的灵敏度越高,检出限越低。灵敏度是指随着被测物质的含量变化时对应的分析信号的变化大小,它与检测仪器的放大倍数直接相关。最低检出限是指定量分析方法对测定噪声的反映。

【思考题】

方法的检测限和线性范围的区别有哪些?

（李贵星）

四、线性范围评价

线性范围是指系统最终输出值(浓度或活性)与被分析物浓度或活性成比例的范围。线性范围的测定即测定浓度曲线接近直线的程度,它反映整个系统的输出特性。线性范围评价是测定被测物质浓度/活性的反应曲线接近直线的程度。

实验 52　线性范围评价试验

【目的】

掌握:线性范围评价试验的原理及意义。

熟悉:线性范围评价试验的操作过程。

了解:线性范围评价试验在临床中的应用价值。

【原理】

线性范围评价试验是指使用不同浓度的葡萄糖标准溶液,测定各自的浓度,以标准液预期浓度为横坐标,实际测得的浓度为纵坐标,在坐标纸上做图绘制出计量反应曲线,根据建立的直线方程进行线性范围的评价。

本实验用 GOD-POD 法试剂盒测定不同浓度葡萄糖标准溶液的浓度,以评价 GOD-POD 法试剂盒的线性范围。

【试剂与器材】

1. 369.4mmol/L 葡萄糖标准液。

2. 葡萄糖浓度为 3.4mmol/L 的混合血清(浆)。

3. 40mmol/L 葡萄糖标准溶液:将 369.4mmol/L 葡萄糖标准液与 3.4mmol/L 的混合血

清(浆)按1:9的体积混合制得浓度为40mmol/L的葡萄糖标准液。

　　4. GOD-POD试剂盒。

【操作】

　　1. 将40mmol/L葡萄糖标准溶液与生理盐水进行如下稀释,制作系列标准管(表4-5)。

表4-5　线性范围评价试验样本制备

	标　准　管					
	1	2	3	…	9	10
葡萄糖标准液(μl)	10	20	30	…	90	100
生理盐水(μl)	90	80	70	…	10	0
预期浓度(mmol/L)	4	8	12	…	36	40

　　2. 用GOD-POD法分别测定系列标准管血糖浓度,测定时作二次重复测定,且测定顺序应随机排列。

【计算】

　　以葡萄糖浓度预期值为横坐标,测定值为纵坐标,在坐标纸上作图。观察图中试验点变化趋势,如果所有实验点在坐标纸上呈明显直线趋势,建立直线回归方程 $y = a + bx$,若 a 接近于0,b 在0.97~1.03之间,则可直接判断该测定方法线性范围在实验已涉及浓度;若 a 较大,$b > 1.03$ 或 < 0.97 则认为在高浓度或低浓度处的实测值和预期值间存在较大偏差。试着舍去某组离群值,另作回归分析,直到 a 接近于0,b 在0.97~1.03之间,此时缩小的分析范围是真实的可报告范围。

【参考区间】

　　建立直线回归方程 $y = a + bx$,a 接近于0,b 在0.97~1.03之间,则可直接判断该测定方法线性范围在实验已涉及浓度。

【注意事项】

　　1. 结果计算中的葡萄糖预期浓度是根据标准液稀释计算得到的,因此试验中的称量及稀释过程必须准确。

　　2. 在本试验中,最好有5个或以上的系列浓度的实验样本,浓度范围应遍布整个预期可报告范围。实验时,最高浓度的样本浓度应高于线性上限30%,低值标本浓度应低于线性低限。

　　3. 线性试验使用的样本最好和真实标本尽可能相似,即与真实标本具有相同的基质状态。通常在线性实验中使用的样品包括:混合患者血清(理想的标本基质);加入待测物的混合人血清(如本实验);经过特殊处理(如透析、热处理)的混合人血清,用于降低分析物浓度,此法可能存在基质效应问题;质控品或校准品等由于不是正常的生理形式,可能会掩盖实际的线性结果。

　　4. 建立回归方程 $y = a + bx$,使 a 尽量接近与0,b 在0.97~1.03时的测定范围为该方法的线性范围。理想的情况是该方法的线性范围的上限应能使95%的临床标本不经过稀释均能得到正确的测定结果。

　　分析范围(analytical range),又称分析测量范围(analytical measurement range,AMR),是指样品不经稀释或浓缩,分析方法能直接测定的待测物浓度或质量的范围,它反映整个系统的输出特性,可通过线性试验来评价。校正曲线是分析物浓度或质量与信号值之间的曲线,理想的校正曲线是通过零点的直线。如果校正曲线是直线,方法的分析范围即是校正曲线的线性范围。如果校正曲线不成直线,需用多个浓度校正液来确定校正曲线,校正液应包括高值浓度。方法的分析范围要求足够宽,对于实验室所服务的人群,95%～99%的样品不经预处理可以直接分析。临床可报告范围(clinical reportable range,CRR)允许应用样本稀释、浓缩和预处理后,分析方法可测定样本中分析物的可靠浓度范围。CRR 是扩展的 AMR。检测限(limit of detection)则是检测系统可检测出的最低分析物浓度。

【思考题】

对线性范围实验的标本浓度有何要求? 哪些类型的标本可以用于线性实验? 它们各有何优缺点?

(李贵星)

第二节　临床生物化学检验仪器性能评价实验

实验 53　自动生化分析仪性能初步评价实验

【目的】

掌握:自动生化分析仪性能评价的基本原理。

熟悉:自动生化分析仪检测性能的初步评价方法。

了解:自动生化分析仪检测性能初步评价的过程。

【原理】

依据美国临床实验室标准化研究所(CLSI)的 EP10-A 文件,将高、中、低三个浓度水平的样品按特定的测试顺序进行重复测定,通过作图和一些简单的计算,可对仪器(或方法)的线性、偏差和不精密度等性能进行初步评价。同时运用多元线性回归,可对影响精密度的因素(如携带污染、漂移等)作进一步的分析。

【试剂与器材】

1. GOD-POD 法测血糖试剂盒。

2. 校准品。

3. 定值质控血清　按每天用量(约 600μl)把各水平样本进行分装,保存于 -80℃ 冰箱备用。测定前取当天用量,室温放置 30 分钟,用前充分混匀。

4. 待评价仪器　半自动生化分析仪。

【操作】

1. 质量控制　常规开机后,用配套定值校准品校准仪器,常规进行室内质控。

2. 试剂盒质量检查　在该批次的试剂盒中,随机抽取测定试剂,连续测定有标示范围的配套质控血清 10 次,计算均值和变异系数(CV%)。

3. 测定方法及顺序　按中、高、低、中、中、低、低、高、高、中的顺序测定各浓度试样(第一个中值作为测定起始用,不作统计)。每天测定一批,连续测定 5 天。每批测定为连续测试,在测定过程中,后 9 个数据中的任何一个不及格,都须弃掉该批全部数据,重新测定。

【数据处理】

按 EP10-A 文件设计的数据处理表格,将测定结果填入其中,并按要求计算,即能得到最后结果。

1. 原始数据记录　见表 4-6。

表4-6 原始数据记录表（每日1张，共5张）

方法/仪器：		样本来源：		分析项目：		
标定值:低：		中：		高：		
日期：		操作者：				
顺序号	浓度水平	测定值	低值	中值	高值	转换值
0	中			不统计		0
1	高					1
2	低					−1
3	中					0
4	中					0
5	低					−1
6	低					−1
7	高					1
8	高					1
9	中					0
		和				
		均值				
		批内标准差 sD				
		批内方差 s^2				

2. 绘图及目测初评 ①目测离群点：以靶值为 X 轴，以测定值与靶值的偏差为 Y 轴，将每天的测定值均标于图上，可观察有无离群点，并对精密度作出目测初评。②目测线性：以靶值为 X 轴，以测定值为 Y 轴，设 X = Y 画参考线，高、中、低三靶值应在此线相应位点。另将高、中、低三浓度15 个测定值的三个均值用点标于图上，画出测定线；与参考线比较，可对线性、偏差作出目测初评。

3. 偏差分析 见表4-7。

表4-7 偏差计算（包括全部5天数据）

方法/仪器：		样本来源：		分析项目：		
标定值:低：		中：		高：		
日期：		操作者：				

天序	低值		中值		高值	
	批内标准差 s	均值	批内标准差 s	均值	批内标准差 s	均值
1						
2						
3						
4						
5						
总均值（Y）						
靶值（C）						
偏差 D = Y-C						
允许偏差						
接受或拒绝						

注:总均值是来自表4-7 各天的各水平测定均值的均值

4. 不精密度分析 见表4-8。

表4-8 不精密度计算(包括全部5天数据)

方法/仪器:	样本来源:	分析项目:		
标定值:低:	中:	高:		
日期:	操作者:			
		低值	中值	高值
(R)总批内方差[1]				
(S)每日均值方差[2]				
(T)校正的日间方差[3] $=(S)-(R)/3$				
(U)总不精密度方差 $=(R)+(T)$				
(V)总不精密度标准差 $=U^{1/2}$				
总均值				
(W)总不精密度CV% $=[(V)/总均值]\times100\%$				
允许的总不精密度CV%				
接受或拒绝				

5. 多元回归分析 见表4-9。

表4-9 多元回归分析

方法/仪器:		样本来源:		分析项目:	
标定值:低:		中:		高:	
日期:		操作者:			
天	截距 (B0)	斜率 (B1)	携带污染 (B2)	非线性 (B3)	漂移 (B4)	剩余标准差 Sy.x
1 数值						
t:						
2 数值						
t:						
3 数值						
t:						
4 数值						
t:						
5 数值						
t:						

注:当 $t>4.6$ 或 $t<-4.6$ 时,差异具有非常显著意义($P<0.01$)

【判断标准】

1. 线性评价 三个浓度水平(低、中、高)测定结果的均值y与靶值x在坐标轴45°角的连线上应几乎重合;其相关系数 r^2 大于 0.95;在多元回归分析中,非线性的 t 检验无统计学意义。

2. 偏差评价 三个浓度水平的绝对偏差均小于其允许偏差值,偏差初评结果可接受。同时,在多元回归分析中,斜率和漂移的 t 检验无统计学意义。

3. 总不精密度评价 低、中、高浓度的总不精密度均小于允许总不精密度。

4. 携带污染 当 $t > 4.6$ 或 $t < -4.6$ 时则 $P < 0.01$,携带污染有显著意义;t 值均在 $-4.6 \sim 4.6$ 的范围内,无统计学意义,说明有较好的抗污染力。

【注意事项】

1. 绝对偏差的接受范围 参照临床实验室室间质评的要求(草案)规定。

2. 总不精密度的接受范围 以厂家说明书指定要求为标准。

3. 试剂盒质量检查 均值在标示范围内且 CV% 值低于 5% 为合格。

4. 根据初步评价结果,判断仪器是否符合临床检测要求。此外,还应进一步评价其他性能指标。

5. EP10-A 文件的全称是《定量临床检验方法的初步评价;批准指南》,是美国临床实验室标准化研究所(CLSI)的系列标准化文件之一。此文件主要用于评价临床实验室定量分析方法的线性、偏差和不精密度,可用于对自动分析仪、试剂盒、手工操作或其他临床体外诊断方法的初步评价。

【思考题】

1. EP10-A 文件对生化分析仪检测性能的初步评价的基本原理是什么?

2. EP10-A 文件能对生化分析仪哪些检测性能进行初步评价?

(刘忠民)

实验 54 自动生化分析仪 340nm 波长实际 K 值测定

【目的】

掌握:340nm 波长实际 K 值测定的原理。

熟悉:实际 K 值的计算方法。

了解:影响 K 值的因素。

【原理】

通过有 NAD^+($NADP^+$)参与的反应途径,用 NADH 或 NADPH 标准液来校正仪器。用己糖激酶(HK)方法测定葡萄糖时,葡萄糖的消耗与 NADH 的生成呈等摩尔关系。葡萄糖有标准纯品,当反应达到终点时,NADH 的摩尔数等于标准的葡萄糖摩尔数。在需要校正的仪器上测其 A 即可求得实际摩尔吸光系数,计算出实际 K 值。

【试剂与器材】

1. 试剂Ⅰ 1.40mmol/L ATP;0.8mmol/L NAD^+;3800IU/L G-6-PDH;50mmol/L 三乙醇胺缓冲液 pH 7.5 ± 0.2(25℃)。

2. 试剂Ⅱ 2500IU/L HK;适量保护剂及稳定剂。

3. HK 试剂 临用前:试剂Ⅰ:试剂Ⅱ =4:1 混合。

4. 葡萄糖标准应用液 5555μmol/L。

5. 半自动生化分析仪。

【操作】

葡萄糖标准应用液 5μl + HK 试剂 500μl,混合后 37℃ 水浴 10 分钟,340nm 测定其吸光度。重复 10 管,并将其记录在表 4-10 中。

表 4-10　340nm 波长测定 NADH 吸光度 A 记录

编号	1	2	3	4	5	6	7	8	9	10	均值
A											

【计算】

1. 变异系数计算

$$\overline{A} = \frac{A_1 + A_2 + \ldots + A_{10}}{10}; \quad S = \sqrt{\frac{\sum(A_i - \overline{A})^2}{10-1}}; \quad CV = \frac{S}{A} \times 100\%$$

2. NADH 浓度计算

$$C_{NADH} = \frac{C_{GS} \times V_s}{V_t} \times d = \frac{5555\mu mol/L \times 5\mu l}{10^6 \times 505\mu l} \times d$$

3. 实际 ε 计算

$$实际\,\varepsilon'(L \cdot mol^{-1} \cdot cm^{-1}) = \frac{\overline{A}}{C_{NADH} \times d}$$

4. 实际 K 计算

$$实际\,K = \frac{10^6 \times V_t}{\varepsilon' \times d \times V_s}$$

【注意事项】

1. 书本上或试剂厂家提供的 ε 多为理论 ε,由此计算的 K 值称为理论 K 值。当条件固定时,理论 ε 值和理论 K 值为常数。由于仪器等诸多因素的影响,其实测 ε 与理论 ε 可能不同,因而利用理论 ε 值和理论 K 值来计算酶活性易造成较大的系统误差。在实际工作中,常需用校准物定期检查和校正实测 ε,以减少可能引起的误差。在酶活性测定中,大多采用 340nm 和 405nm 处检测 ΔA,并与 K 值一起计算酶活性,因此,340nm 和 405nm 波长处 ε 值的校正十分重要。

2. 理论 ε 由参考实验室对仪器波长、带宽、比色池光径、温度、加样容量进行精确校准后在规定的条件下测得。实际 ε 值可校正仪器偏差对测定结果的影响,但实际 K 值无法校正溶剂性质的影响。

3. ε 的校准　多直接用指示物进行校正。一般来说,干涉滤光片式的 ε 需校准,光栅式可直接使用文献或试剂盒说明书的数值。①对于不易获得高纯度且不稳定的指示物质如 NADPH,一般用己糖激酶法测定实际 ε;NADPH 是酶活性测定中最常用的指示辅酶。340nm 时 NADPH 的 ε 为 6220。②对于可产生高纯度且稳定的物质,如对硝基酚(4-NP)等,可直接配成溶液或用 ALP 测定试剂的缓冲液,在实际仪器条件下测定实际 ε。405nm 时对硝基苯酚的 ε 为 18700。

【思考题】

1. 酶活性测定的 K 值如何计算?

2. 340nm K 值如何校正?

（刘忠民）

实验 55　自动生化分析仪时间反应曲线实验

【目的】

掌握:检验项目连续监测法测定时间反应曲线试验的原理。

熟悉:该试验的意义和连续监测法测定时间反应曲线图绘制方法。

了解:试剂盒连续监测法测定的参数及其性能评价方法。

【原理】

连续监测法测定的是酶促反应的初速度。本实验用 HK 法血糖试剂盒进行测定,连续观察该反应中的延迟期、线性期和混合期的整个过程,即可分析连续监测法试剂盒的性能指标。

【试剂与器材】

1. 6.7mmol/L 葡萄糖标准溶液。

2. HK 法血糖试剂盒。

3. 自动生化分析仪。

【操作】

1. 按试剂盒说明书规定的样品和试剂的比例进行加样测定,每 2~10 秒(可根据反应情况进行调整)记录一次吸光度,连续监测 10 分钟,同时用蒸馏水代替样品做试剂空白的相应曲线。

2. 以吸光度为纵坐标,反应时间为横坐标作图,观察延迟期、线性期、混合期的出现、持续和终止的时间。

【注意事项】

1. 试剂空白值是否符合规定。反应速度上升型的试剂空白值符合各项规定要求,一般情况是空白吸光度越低越好,若高于说明书中规定值则不宜适用;反应速度下降型的试剂空白吸光度应在 1.5 左右,低于说明书中规定值者不宜适用。

2. 试剂空白的酶促反应时间曲线平坦,吸光度变化不大,$\Delta A/min \leqslant 0.001$,若大于此值,表明试剂本身分解变化,会造成测定结果误差。

3. 试剂的延迟期、线性反应期与设定的实验参数是否相等,若不相符应予修改。

4. 观察酶促反应速度曲线的斜率,通过定值血清,分析试剂盒的灵敏度。当试剂盒中底物浓度不足、辅助酶或指示酶的量不足或质量不好、反应条件不是最适合条件等情况时,酶促反应速度曲线斜率下降,灵敏度低,测定结果有严重比例误差,这种试剂盒无法纠正,不能使用。

【思考题】

1. 简述检验项目连续监测法测定时间反应曲线试验的原理。

2. 连续监测法测定时间反应曲线图怎样绘制?

3. 怎样根据连续监测法测定时间反应曲线来评价其性能?

(刘忠民)

第三节　临床生物化学检验质量控制

实验 56　室内质量控制实验

【目的】

掌握:室内质控的基本原理、Levey-Jennings 质控图绘制方法。

熟悉：判断规则、失控处理方法。

了解：室内质控图的类型和发展。

【原理】

临床生化检验室内质控方法属统计过程质控方法，即通过每天对相同质控品的检测，评估实验室的天间精密度。质控图是一种具有质控界限的图形。质控界限通常由受控分析方法对已知标本（通常为质控品）作重复测定获得的均值（$\bar{X}$）和标准差（s）来确定。当质控品测定值的点落在质控界限之内时，一般解释为正常。当点落在质控界限之外时，表示检测过程可能存在问题。通过对质控图形的分析，可判断检测过程是否正常（通常称之为"在控"和"失控"），并可判断是准确性还是精密度发生了问题。

Levey-Jennings 质控方法以质控品 20 次测定结果计算均值（$\bar{X}$）和标准差（s），以 $\bar{X} \pm 2s$ 为警告限，以 $\bar{X} \pm 3s$ 为失控限绘制质控图。

【试剂与器材】

1. 试剂　临床生化检验项目检测盒。

2. 质控物　可购置商品化质控物，也可自制质控物。

3. 仪器　半自动生化分析仪。

【操作】

1. 数据采集　用同一批号的未定值质控血清，连续测定 20 天以上或一个月，记录测定数据，填写测定项目质控数据表，如表 4-11 所示。

表 4-11 ＿＿＿＿年＿＿月＿＿＿＿项目质控数据表

日期
测定值

2. 确定靶值和质控限　计算均值（$\bar{X}$）、标准差（s）和变异系数（CV%）；确定质控限和警告线。质控限（或失控线或行动界限）通常为 $\bar{X} \pm 3s$；警告线通常为 $\bar{X} \pm 2s$。

3. 质控图的制作　在坐标纸上或使用 EXCEL 软件，以 Y 轴为质控品测定值，x 轴为测定次数 N（可具体地以日期或每批分析批号表示）绘制。在 Y 轴刻度上标明均值、质控上下限、警告上下限等浓度值，并绘制相应的水平线。在质控图上，Y 轴上一般提供 $\bar{X} \pm 4s$ 的浓度范围；x 轴刻度通常表示为感兴趣的时间，常为一个月。此外，质控图上还应注明项目、方法、仪器种类、波长、检测日期、$\bar{X}$、s、CV% 及每一小格代表的含量或吸光度和操作者等信息。

4. 质控图的应用　与质控图制作相同批号的控制血清，每天随患者标本分析，将结果点在图上，直线连接，并依据质控判断规则对质控情况进行分析。

【判断规则】

1. 正常分布规律　95% 数据落在 $\bar{X} \pm 2s$ 内。不能有连续 5 次结果在 $\bar{X}$ 同一侧；不能有 5 次结果渐升或渐降。不能连续 2 个点落在 $\bar{X} \pm 2s$ 以外；不应该有落在 $\bar{X} \pm 3s$ 以外的点。

2. Westgard 多规则质控法判断规则

（1）1_{2s} 警告规则：当 2 份质控血清中的任意 1 份测定值处于 ±2s ~ ±3s 界限内，为"警报"信号。

（2）1_{3s} 规则：当 2 份质控血清中的任意 1 份测定值超过 3s 界限，为"失控"。

（3）同批两个质控品结果同方向超出 $\pm 2s$ 限值，或同一质控品连续两次质控结果超出 $\pm 2s$ 限值为"失控"，多由系统误差造成。

（4）R_{4s} 规则：同一批中两个质控结果之差超出 $4s$ 范围，其中一个超出 $+2s$ 限值，另一个超出 $-2s$ 限值，为"失控"，属随机误差过大。

（5）4_{1s} 规则：当 1 份质控血清的测定结果连续 4 次超过 $+1s$ 或 $-1s$ 界限，或 2 份质控血清的测定结果同时连续 2 次超过 $+1s$ 或 $-1s$ 界限时，为"失控"，一般由系统误差所致。

（6）$10\bar{x}$ 规则：当 1 份质控血清测定结果连续 10 次偏于均值一侧时，或 2 份质控血清的测定结果同时连续 5 次偏于 $\bar{X}$ 一侧时，为"失控"，为系统误差。

【注意事项】

1. 控制物的种类及其使用　应根据不同的检测对象，选择适当的控制物。如液体控制血清、冻干控制血清、参考血清、全血控制物、尿液控制物等。使用时要注意控制物的均匀性，要注意低温储存，防止蒸发，避免污染，定期校对。

2. Westgard 多规则质控法　要求在常规条件下，同时测定 2 份定值质控血清，并要求质控血清所含测定物浓度最好分别为医学决定水平的上限（高值）或下限（低值），或者是分析方法测定范围的上限和下限。将测定结果分别绘成 2 份不同浓度的 $\bar{X}\text{-}s$ 质控图，当有一份质控血清测定值处于质控图上 $2s \sim 3s$ 界限内，发出"警报"信号时，即应采用其余各条规则对质控图进行全面检查，若符合其中一条，就应把该批分析测定的结果判为"失控"。

3. 更换质控品　拟更换新批号的质控品时，应在"旧"批号质控品使用结束前与"旧"批号质控品一起测定，设立新的靶值和控制限。

4. 稳定性较长的质控品靶值、控制限设定　实验室应对新批号的质控品的各个测定项目自行确定靶值。靶值必须在实验室内使用自己现行的测定方法进行确定。定值质控品的标定值只能作为确定靶值的参考。

5. 稳定性较短的质控品　在 3 ~ 4 天内，每天分析每水平质控品 3 ~ 4 瓶，每瓶进行 2 ~ 3 次重复。收集数据后，计算平均数、标准差和变异系数。对数据进行异常值检验。如果发现异常值，需重新计算余下数据的平均数和标准差。以此均值作为质控图的靶值。

6. 特殊情况的处理（Grubbs 法）　对于某些不是每天开展的项目和有效期较短的试剂盒的项目，用上述方法计算获得平均数和标准差有很大的难度。采用 Crubbs 法，只需连续测定 3 次，即可对第 3 次检验结果进行检验和控制。当检测的数字超过 20 次以后，可转入使用常规的质控方法进行质控。

7. 失控后处理　操作者在测定质控品时，如发现质控数据违背了质控规则，应填写失控报告单，上交专业主管，由专业室主管作出是否发出与测定质控品相关的那批患者标本检验报告的决定。

8. 失控原因分析　失控信号的出现受多种因素的影响，这些因素包括操作上的失误、试剂、校准物、质控品的失效，仪器维护不良以及采用的质控规则、控制限范围、一次测定的质控标本数等。失控信号一旦出现就意味着与测定质控品相关的那批患者报告可能作废。此时，首先要尽量查明导致失控的原因，然后再随机挑选出一定比例（例如 5% 或 10%）的患者标本进行重新测定，最后根据既定标准判断先前测定结果是否可接受，对失控作出恰当的判断。对判断为真失控的情况，应该在重做质控结果在控以后，对相应的所有失控患者标本进行重新测定。如失控信号被判断为假失控时,常规测定报告可以按原先测定结果发出,不必重做。

【思考题】

1. 如何设定质控品的靶值、控制限?

2. 失控后如何处理?

（刘忠民）

实验 57　室间质量评价实验

【目的】

掌握:室间质量评价的基本原理。

熟悉:室间质量评价的方法。

了解:室间质量评价的注意事项。

【原理】

通过比对不同实验室对同一样本检验的结果,观察各实验室间检验结果的准确性、一致性,并采取一定措施,使各实验室检验结果渐趋一致。即在室内质控的基础上,组织若干实验室共同在同一时间内测定同一批样品,并按规定收集各实验室的测定结果、进行统计分析,发放评价报告。

本实验学生以个人或实验小组为单位,代表一个实验室,模拟室间质量评价的方法,开展血糖测定项目的室间质量评价。本实验也可用于评价学生的实验技能水平。

【试剂和器材】

1. 试剂　血糖测定试剂盒。

2. 质控血清　5 种不同浓度的质控血清。

3. 仪器　分光光度计或半自动生化分析仪。

【操作】

1. 血糖测定操作步骤　参考相关实验内容。

2. 质控品检测　每学期制订 2～5 次质控品检测计划。

3. 确定靶值(T)

(1)使用实验室现行的测定方法检测定值血清,取多次检测结果的平均值作为靶值。

(2)将所有同学的测定值去掉离群点后计算均值作为靶值。

4. 计算得分。

【计算】

1. 能力比对分析(proficiency testing, PT)法

(1)某检验项目可接受性判断:当(测定值 - T)/T < 某项目的质量要求时,判定该项目可接受,否则为拒绝。

(2)PT 计算公式:

$$某一项目的得分(score): S_1 = \frac{该项目的可接受结果数}{该项目的总测定次数} \times 100\%$$

$$全部项目的得分: S_2 = \frac{全部项目可接受结果总数}{全部项目总的测定次数} \times 100\%$$

以下是美国 CLIA'88 能力比对检验对临床化学分析质量的要求(表 4-12)。

表 4-12　美国 CLIA'88 能力比对检验对临床化学的分析质量要求

项目	可接受范围
丙氨酸氨基转移酶	靶值 ±20%
白蛋白	靶值 ±10%
总蛋白	靶值 ±10%
碱性磷酸酶	靶值 ±30%
淀粉酶	靶值 ±30%
天冬氨酸氨基转移酶	靶值 ±20%
胆红素	靶值 ±6.84mmol/L 或 ±20%（取大者）
总钙	靶值 ±0.25mmol/L
氯	靶值 ±5%
总胆固醇	靶值 ±10%
高密度脂蛋白胆固醇	靶值 ±30%
肌酸激酶	靶值 ±30%
肌酐	靶值 0.265μmol/L 或 ±15%（取大者）
葡萄糖	靶值 0.33mmol/L 或 ±10%（取大者）
甘油三酯	靶值 25%
尿素	靶值 ±0.71 或 ±9%（取大者）
尿酸	靶值 ±17%
铁	靶值 ±20%
乳酸脱氢酶	靶值 ±20%
镁	靶值 ±25%
钾	靶值 ±0.5mmol/L
钠	靶值 ±4mmol/L
血气 PCO_2	靶值 ±5mmHg 或 8%（取大者）
血气 PO_2	靶值 ±3s
血气 pH	靶值 ±0.04

2. 变异指数得分（variance index score，VIS）法　VIS 计算公式为：

$$V = \frac{|X - T|}{T} \times 100 \qquad VI = \frac{V}{CCV} \times 100$$

其中 V 为变异百分数，X 为各室测定值，T 为靶值，VI 为变异指数，CCV 为选定的变异系数（表 4-13）。当 VI≤400 时，VIS = VI；当 VI > 400 时，VIS = 400。一般情况下，VIS 只计整数，并不带正负符号。

表 4-13　WHO 推荐的临床化学各测定项目的 CCV 值

测定项目	CCV（%）	测定项目	CCV（%）
K^+	2.9	尿素	5.7
Na^+	1.6	UA	7.7
Cl^-	2.2	Cr	8.9
Ca^{2+}	4.0	TP	3.9
P^{3+}	7.8	Alb	7.5
Glu	7.7	TB	9.6

（1）能力比对分析法：CLIA′88 规定，S_1、S_2 均应大于 80，否则判为不满意，且如果 S_1 或 S_2 连续两次或两次以上不满意，即为失败，对于某一个接受结果，不再进行优劣分级。

（2）变异指数法：VIS < 50 为优秀；VIS < 100 为良好；VIS < 150 为及格。VIS 越低越好。当测定结果正中靶值时，VIS = 0；当 VIS > 200，表明结果中有临床上不允许的误差；而 VIS = 400 的测定结果则会造成临床的严重失误，这是绝不许可的。

【注意事项】

1. 室间质量评价指的是由外部机构控制实验室质量的客观过程。室间质量评价的主要目的是建立实验室间可比性，观察各实验室结果的准确性、一致性，并采取一定措施，使各实验室结果渐趋一致。室间质评可以帮助实验室连续考察其操作、工作质量，并与其他实验室对比；为评审/注册、发证提供依据；考察评价市场上的分析系统（仪器、试剂、试剂盒）的质量并协助生产单位改进质量。

2. 室间质量评价应具备的条件包括：

（1）要有一支素质较高的质控技术队伍。

（2）参加室间质控的各实验室要有室内质控的基础。

（3）要有良好的质控血清作为调查样本。

（4）调查样本定值的方法可靠。

（5）确定好参考实验室。

（6）统一测定方法及测定标准。

3. 靶值必须由实验室使用自己现行的测定方法进行确定，定值质控品的标定值只能作为确定靶值的参考。

4. 参加室间质量评价活动得到不合格的室间质量评价成绩，实验室必须对相关人员进行适当的培训，并对导致室间质量评价失败的问题进行纠正。对不合格室间质量评价成绩的检验项目或室间质量评价活动必须采取纠正措施，并对其进行文件化的记录。

【思考题】

1. 为什么要进行室间质量评价？目的是什么？

2. 如何对室间质量评价的数据进行统计？

（刘忠民）

第五章
临床生物化学检验综合性/设计创新实验

现代医学已经从"经验医学"转向循证医学(evidence-based medicine, EBM),循证医学要求任何医疗决策应以当前最好的临床研究依据为基础。这就要求医学检验工作者以患者为中心,对患者标本进行测定,为临床提供及时、精确、有效的临床研究依据。通过综合性/设计创新实验激发学生对临床研究的兴趣,培养学生创新精神、严谨的临床思维、科学的实验态度、良好的操作技能、综合分析能力和终身学习能力,实现个性化培养的目标。

【实验设计与预期实验结果】

1. 实验设计要求 每组 5~6 名同学,根据本组兴趣选择 1 个实验(实验 58、实验 59)。根据实验目的设计实验方案,明确分工协作,计算溶液用量,申领试剂和准备器材,详细列出实验操作步骤,总结实验注意事项。指导教师针对实验设计方案提出修改建议,小组修改合格后实施实验。小组完成实验要有总结报告。

2. 预期实验结果

(1)以小组为单位写出实验设计方案。

(2)完成实验,记录实验结果,分析实验结果。

(3)以小组为单位写出各实验的总结报告。

(4)总结报告以论文的形式完成,内容包括摘要、关键词、前言、实验原理、实验器材与试剂、实验操作、实验结果与分析、注意事项、参考文献等几个部分。

【病例讨论与预期实验结果】

1. 病例讨论要求 每组 5~6 名同学,根据本组兴趣及特长选择 1 个病例(实验 60 至实验 63),将病例补充完整;提出诊断和鉴别诊断所需的实验室检查项目并完成实验;综合分析实验室检查结果,解释各项实验室检查项目的临床意义;根据诊断标准总结诊断依据,对病例确诊;明确治疗及预防原则。指导教师指导修改,小组修改合格后查阅资料、讨论。小组完成病例讨论总结报告。

2. 预期实验结果

(1)以小组为单位写出病例讨论方案。

(2)进一步完善病历,补充诊断和鉴别诊断的实验室检查项目,完成实验测定。

(3)以小组为单位写出实验的总结报告。

(4)总结报告以论文的形式完成,内容包括摘要、关键词、前言、病历讨论、实验室检查项目、诊断标准、诊断依据、鉴别诊断、确诊、参考文献等几个部分。

【实验评价】

1. 每个实验小组制作 PPT 讲解本组实验内容,选派 1 人进行讲解、答辩。

2. 由教师、学生代表组成 5 人评审组对每个实验小组进行评价赋分(表 5-1)。计算平均分为小组得分。

表 5-1　实验设计及病例讨论实验小组评分表

评审指标	分值	评审要求	得分
实验设计 （病例讨论）	30分	项目详尽，设计合理（实验室检查项目合理、详尽）（5分） 设计严谨，层次分明；表述清晰，强通达流畅；内容详实，表达简明扼要（15分） 文字表达确切，语句通顺，图表使用得当（5分） 实验进度安排合理（5分）	
实验记录 （讨论记录）	10分	原始资料齐全，实验记录（讨论记录）真实可信，记录详尽	
团队协作	5分	任务分解合理，成员分工明确	
PPT制作	5分	内容完整，重点突出；字体大小适宜，图文并茂，背景清晰	
答辩能力	5分	观点明确，思维清晰；回答问题条理性强、切题回答；时间掌握准确	
语言表达	5分	重点突出，表达准确、流畅、自然，语言规范，口齿清晰	
实验总结报告	40分	摘要简明扼要，能说明研究意义、方法、结论（5分） 关键词符合体例，能反映主题含义（5分） 文章主题结构严谨，层次分明；论述清晰，分析逻辑性强通达流畅；内容详实，结论简明扼要（15分） 实验结果正确，讨论充分，原始数据详实（诊断正确，诊断依据充分）（5分） 参考文献体例正确，参考文献具有时效性、专业性强（5分） 文字表达确切，语句通顺，图表使用得当（5分）	
	100分	合计：	

评语：

评审人（签字）：_____

3. 小组得分乘以实验组人数为小组总分。由组长根据每名同学的实验态度、实验参与度和实验贡献将小组总分分配给每名同学（每名同学得分相加为小组总分），如表5-2所示。对学生赋分评价变成过程管理，同时注重培养学生团队精神和协作意识。

表 5-2　实验设计及病例讨论学生评分表

小组得分：_____分　　　小组人数：_____人　　　本组总分：_____分

学生姓名	得分	学生姓名	得分

实验组长（签字）：_____

（赵云冬）

实验58 酶的分离纯化与酶动力学分析实验

生物体内存在种类繁多的酶,酶是具有催化活性的蛋白质,它们在物质代谢和调解中具有重要意义。要研究酶促反应动力学,首先要将酶从细胞中分离出来,并使之达到相应的纯度,同时保证其具有特异的催化活性。一般分离纯化蛋白质的技术都可用于酶蛋白的分离,但分离条件要温和,不损伤酶蛋白的高级结构,避免采用高温、过酸、过碱等实验条件,多采用盐析、透析、电泳、层析及离心等技术。酶促反应动力学是研究温度、pH、酶浓度、底物浓度、抑制剂和激活剂等因素对酶促反应速度的影响。通过改变反应条件,了解各影响因素对反应速度的影响,进行酶促反应动力学分析。

【目的】

1. 通过实验设计,培养科学严谨的实验态度,熟悉酶活性测定条件的选择和方法建立。

2. 分离纯化小麦胚芽中酸性磷酸酶(acid phosphatase,ACP),掌握酶分离纯化方法。

3. 测定各上清液中蛋白质含量和酶活性,计算比活性,分析和评价分离纯化的效率。

4. 绘制ACP酶促反应进程曲线、酶浓度-速度曲线、pH-酶活性曲线,计算ACP米氏常数,测定不同浓度磷酸盐对ACP活性抑制作用,掌握酶促反应动力学影响因素对反应速度的影响。

【设计方案】

1. 设计实验实施方案,明确实验步骤,申领实验器材、药品,计算实验所需试剂量,配制试剂。

2. 分离纯化小麦胚芽中ACP,通过析出、溶解达到纯化效果,提高酶的回收率。

3. 测定各上清液中蛋白质含量和ACP活性,分析酶回收率。

4. 设计不同反应条件(酶浓度、pH、底物浓度、抑制剂)进行动力学分析。

【实验重点和难点】

1. 蛋白质分离纯化是临床常用技术,通过沉淀、溶解提高ACP回收率,注意避免蛋白质丢失。

2. 绘制酶促反应进程曲线必须准确掌握反应时间,根据反应进程曲线确定酶促反应初速度时间范围。

3. 绘制酶浓度-反应速度曲线时底物浓度要足够大,使酶达到饱和,此时反应速度 $v = k[E]$,在测定酶活性时确保酶浓度在酶促反应线性范围。

4. 酶在适合的pH值时活性最强,配制一系列不同pH的缓冲溶液,绘制pH-酶活性曲线,确定ACP的最适pH。

5. 抑制剂能通过改变酶的结构使酶活性降低,通过$1/[S]$-$1/V$曲线判断竞争性抑制、非竞争性抑制或反竞争性抑制。

【试剂与器材】

1. 新鲜小麦胚芽。

2. 1mol/L $MnCl_2$ 溶液。

3. 饱和$(NH_4)_2SO_4$溶液(pH 5.5,4℃) 按$(NH_4)_2SO_4$ 76.7g加100ml蒸馏水的比例配制。

4. 0.25mol/L EDTA钠盐溶液(pH 5.7)。

5. 甲醇 -30℃预冷。

6. 考马斯亮蓝(CBB)G-250 溶液 称取 CBBG-250 100mg,溶于 50ml 95%乙醇中,加入 85%磷酸 100ml,用蒸馏水定容至 1L。

7. 1mg/ml 蛋白质标准溶液。

8. 酚标准贮存液(1mol/L) 称取结晶酚,用 0.1mol/L HCl 溶解,并加至总体积后,标定(标定方法:取酚试剂 5ml,加蒸馏水约 50ml,以酚酞作指示剂,用 1.0mol/L 的 NaOH 溶液滴定,求出酚试剂的酸度;最后用蒸馏水定容,使最终的酸度为 1.0mol/L)。

9. 酚标准应用液(0.4mmol/L) 用标定后的酚标准贮存液加蒸馏水稀释而成。

10. 0.1mol/L 的碳酸盐缓冲液(pH 10) 称取无水碳酸钠 6.36g,碳酸氢钠 3.36g,用蒸馏水溶解并稀释至 1L。

11. 4-氨基安替比林(4-AAP)溶液 称取 4-氨基安替比林 6g,用蒸馏水溶解并定容至 1L,置棕色瓶中冰箱保存。

12. 高铁氰化钾溶液 分别称取高铁氰化钾 48g,硼酸 28g,各自溶解于 400ml 蒸馏水中,移入容量瓶中,加蒸馏水至 1L,置棕色瓶中保存。

13. 5mmol/L 磷酸苯二钠溶液 称取磷酸苯二钠 0.635g,加入 500ml 煮沸的蒸馏水中,冷却后加氯仿 2ml 防腐,冰箱保存。

14. 0.1mol/L 柠檬酸溶液 称取柠檬酸($C_6O_7H_8 \cdot H_2O$)21.014g,加蒸馏水溶解并定容至 1L。

15. 0.1mol/L 柠檬酸三钠溶液 称取柠檬酸三钠($Na_3C_6O_7H_5 \cdot 3H_2O$)29.410g,加蒸馏水溶解并定容至 1L。

16. 0.1mol/L 柠檬酸-柠檬酸三钠缓冲液(pH 5.0) 按 0.1mol/L 柠檬酸溶液 41ml 加 0.1mol/L 柠檬酸三钠溶液 59ml 配制而成。

17. 5mmol/L KH_2PO_4 溶液 称取磷酸二氢钾 0.68g,溶解于 1000ml 蒸馏水中。

一、分离纯化小麦胚芽中酸性磷酸酶

(一)分离纯化小麦胚芽中酸性磷酸酶

【原理】

酸性磷酸酶在自然界中广泛分布于植物种子、霉菌以及动物肝脏和前列腺中,发芽的植物种子中 ACP 含量最丰富。ACP 能溶解于稀缓冲液、水及 35%的硫酸铵溶液中,在 57%饱和度的硫酸铵溶液中可沉淀析出,经反复溶解、析出,去除杂质蛋白。

【操作】

1. 选取新鲜、饱满的小麦粒,冷水洗涤后,用冷水浸泡 2~4 天(天热时需每天换水)使麦粒发胀。将发胀的麦粒放在沥水的塑料筐中,上面覆盖湿的双层纱布,置于通风处,每天浇水 2~3 次以保持麦粒有一定的湿度。一般情况下,发胀的麦粒在室温 20℃经 3~7 天就可以发出胚芽。在此过程中应注意通风透气,防止麦粒发霉。

2. 取新鲜小麦胚芽 100g 加 200ml 蒸馏水在高速、间断条件下捣碎 3~5 分钟,得到麦芽匀浆,用 2~4 层纱布过滤,尽量将液体挤出,弃去纱布上固体物。

3. 滤液倒入离心管,以 4000 r/min 离心 10 分钟。

4. 弃去沉淀,取上清液记录体积,为上清液 I,留 10ml 于 4℃冰箱保存,作蛋白质和酶活性测定用,剩余液体倒入烧杯中。

5. 向每 100ml 上清液 I 中缓慢加入 1mol/L $MnCl_2$ 溶液 2ml,并缓慢搅拌混匀。搅拌切勿过快,以免酶蛋白变性并产生大量泡沫。

6. 倒入离心管,以 4000r/min 离心 10 分钟。

7. 弃去沉淀,记录上清液体积,为上清液Ⅱ,留 10ml 于 4℃ 冰箱保存,作蛋白质和酶活性测定用,剩余液体倒入烧杯中。

8. 以 54ml 饱和 $(NH_4)_2SO_4/100ml$ 上清液Ⅱ的比例缓慢加入饱和 $(NH_4)_2SO_4$ 溶液,在 5~10 分钟内加完,轻轻搅拌混匀,使 $(NH_4)_2SO_4$ 浓度达到 35%。加完后继续搅拌 10 分钟。

9. 倒入离心管,以 4000r/min 离心 10 分钟。

10. 弃去沉淀,取上清液记录体积,为上清液Ⅲ,留 10ml 于 4℃ 冰箱保存,作蛋白质和酶活性测定用,剩余液体倒入烧杯中。

11. 将上述液体在 70℃ 恒温水箱中水浴至 62℃ 2 分钟,然后迅速用冰水浴冷却至 6~8℃。

12. 倒入离心管,以 4000r/min 离心 10 分钟,弃去沉淀。

13. 以 51ml 饱和 $(NH_4)_2SO_4/100ml$ 上清液Ⅲ的比例缓慢加入饱和 $(NH_4)_2SO_4$ 溶液,轻轻搅拌混匀,使 $(NH_4)_2SO_4$ 浓度达到 57%。

14. 倒入离心管,以 4000r/min 离心 10 分钟,弃去上清液。

15. 沉淀用相当于 1/3 上清液Ⅲ体积的蒸馏水溶解、洗涤,以 4000r/min 离心 10 分钟后,弃去沉淀,成为上清液Ⅳ,留 10ml 待做蛋白质和酶活性测定,剩余的液体倒入烧杯中。

16. 每 ml 剩余上清液Ⅳ加入 0.09ml 0.25mol/L EDTA 和 0.1ml 饱和硫酸铵溶液,在缓慢搅拌的条件下,按每 ml 上清液Ⅳ加 2.0ml 甲醇(-30℃ 预冷)的比例加入甲醇,使蛋白质析出。以 4000r/min 离心 10 分钟后,弃去上清液。

17. 将沉淀用蒸馏水溶解、洗涤后以 4000r/min 离心 10 分钟,弃去沉淀,得到上清液Ⅴ(图 5-1)。

【注意事项】

1. 制备小麦胚芽时不宜让麦苗长出,因麦粒和麦苗部分酸性磷酸酶活性较低,同时要弃去发霉变质的胚芽。

2. 1mol/L $MnCl_2$ 起稳定酶蛋白并除去杂蛋白的作用,同时 Mn^{2+} 能激活 ACP 活性。

3. ACP 溶于 35% 饱和度的 $(NH_4)_2SO_4$ 溶液中,一些杂蛋白沉淀析出。当饱和度上升至 57% 时,ACP 便沉淀析出,杂蛋白仍溶于上清液中。

4. ACP 在 70℃ 时稳定,加热至 62℃ 以去除一些不耐热的杂蛋白。

5. 甲醇的作用是降低溶液的介电常数,使酶蛋白脱水析出,从而除去杂蛋白。由于有机溶剂常引起蛋白质的变性,因此此步的关键在于保持甲醇的低温。

【思考题】

1. 酶的分离纯化方法有哪些?分离纯化时应注意哪些问题?

2. 盐析法分离蛋白质的原理是什么?

3. 实验中加入 $MnCl_2$ 的作用是什么?

(二)酶蛋白含量测定及比活性分析

【原理】

考马斯亮蓝 G-250(CBBG-250)是双色型蛋白质染料,其游离型呈红棕色,最大吸收峰为 465nm。在酸性环境下 CBBG-250 与蛋白质迅速结合呈蓝色,最大吸收峰移至 595nm。在一定条件下,595nm 处的吸光度增加与蛋白质含量成正比。

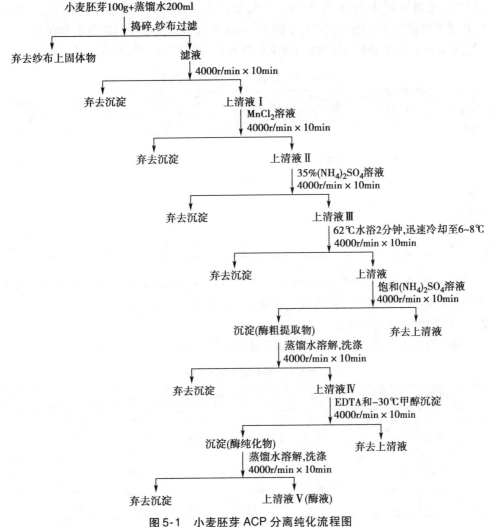

图5-1 小麦胚芽ACP分离纯化流程图

ACP能水解磷酸苯二钠磷酸酯键生成酚和磷酸。在酸性溶液中酚能与4-氨基安替比林反应,经高铁氰化钾氧化生成红色醌类化合物,在510nm处测定其吸光度值,其颜色深浅与酚的含量成正比,可推算出酶的活性。

比活性是指每毫克蛋白质所具有的酶活性,用酶单位/毫克蛋白质表示。比活性越高,每单位重量酶蛋白的催化能力越强,表示酶制剂越纯。

【操作】

1. 上清液蛋白含量测定

(1)绘制蛋白质校正曲线:除空白管外各管均作平行管,按表5-3操作。

表5-3 蛋白质校正曲线操作

加入物(ml)	空白管	1×2	2×2	3×2	4×2	5×2
蛋白质标准液	—	0.02	0.04	0.06	0.08	0.10
蒸馏水	0.10	0.08	0.06	0.04	0.02	—
CBBG-250溶液	5.0	5.0	5.0	5.0	5.0	5.0
蛋白质浓度(mg/ml)	0	0.02	0.04	0.06	0.08	0.10

113

混匀后,室温放置10分钟,在595nm波长处,以空白管调零,测定各管吸光度。然后以各平行管吸光度值的平均值为纵坐标,蛋白质浓度为横坐标绘制蛋白质校正曲线。

(2)测定各上清液中蛋白质含量:除空白管外各管均作平行管,按表5-4操作。

表5-4 各上清液中蛋白质含量的测定

加入物(ml)	空白管	上清液Ⅰ ×2	上清液Ⅱ ×2	上清液Ⅲ ×2	上清液Ⅳ ×2	上清液Ⅴ ×2
蒸馏水	0.1	—	—	—	—	—
上清液Ⅰ	—	0.1	—	—	—	—
上清液Ⅱ	—	—	0.1	—	—	—
上清液Ⅲ	—	—	—	0.1	—	—
上清液Ⅳ	—	—	—	—	0.1	—
上清液Ⅴ	—	—	—	—	—	0.1
CBBG-250	5.0	5.0	5.0	5.0	5.0	5.0

混匀后,室温放置10分钟,在595nm波长处,以空白管调零,测定各管吸光度。根据各平行管吸光度值的平均值在校正曲线上查取蛋白质浓度。

2. 上清液中ACP活性测定

(1)制作酚校正曲线:除第1管外,其余各管均作平行管,按表5-5操作。

表5-5 酚校正曲线的制作

加入物(ml)	1	2×2	3×2	4×2	5×2	6×2
0.4mmol/L酚标准应用液	0	0.20	0.40	0.60	0.80	1.0
蒸馏水	1.0	0.80	0.60	0.40	0.20	0
碳酸盐缓冲液	3.0	3.0	3.0	3.0	3.0	3.0
4-AAP溶液	0.50	0.50	0.50	0.50	0.50	0.50
高铁氰化钾溶液	0.50	0.50	0.50	0.50	0.50	0.50
相当于酚含量(nmol)	0	80	160	240	320	400

混匀后,室温放置10分钟,在510nm波长处,以"1"管调零,读取各管吸光度值,以各平行管吸光度值的平均值为纵坐标,相应的酚含量为横坐标绘制酚校正曲线。

(2)各上清液中ACP活性测定:除空白管外均作平行管,按表5-6操作。

表5-6 各上清液中ACP活性的测定

加入物(ml)	空白管	上清液Ⅰ ×2	上清液Ⅱ ×2	上清液Ⅲ ×2	上清液Ⅳ ×2	上清液Ⅴ ×2
上清液	—	0.10	0.10	0.10	0.10	0.10
蒸馏水	0.10	—	—	—	—	—
柠檬酸缓冲液	0.20	0.20	0.20	0.20	0.20	0.20
磷酸苯二钠溶液	0.10	0.10	0.10	0.10	0.10	0.10
			37℃水浴15分钟			
蒸馏水	0.60	0.60	0.60	0.60	0.60	0.60
碳酸盐缓冲液	3.0	3.0	3.0	3.0	3.0	3.0
4-AAP溶液	0.50	0.50	0.50	0.50	0.50	0.50
高铁氰化钾溶液	0.50	0.50	0.50	0.50	0.50	0.50

混匀,室温放置 10 分钟,在 510nm 波长处,以空白管调零,读取各管吸光度值。

(3)根据测得的各上清液平行管吸光度值的平均值,于校正曲线上查出各管相应的酚含量,乘上稀释倍数以后,再换算为"nmol/(ml·min)"的活性单位。其中,酶促反应的时间为 15 分钟,酶促反应中所用的上清液体积为 0.1ml。

ACP 活性单位的定义:每毫升酶液每分钟催化产生 1nmol 酚为一个活性单位。

3. 酸性磷酸酶比活性分析　按照下列公式计算各上清液的比活性和纯化倍数。

$$比活性 = \frac{酶活性 \ U/ml \ 酶液}{蛋白质含量(mg)}$$

$$纯化倍数 = \frac{各上清液的比活性}{原酶液(上清液 I)的比活性}$$

$$酶回收率(\%) = \frac{各上清液总酶活力(nmol/min·总体积)}{原酶液(上清液 I)总酶活力(nmol/min·总体积)} \times 100$$

$$蛋白质回收率(\%) = \frac{各上清液蛋白质总含量(mg/总体积)}{原酶液(上清液 I)蛋白质总含量(mg/总体积)} \times 100$$

计算各纯化步骤中蛋白质回收率、酶的回收率,蛋白质与酶的提取和丢失情况,从而获得整个分离提纯过程的总回收率。理想的分离纯化效果应随着分离纯化的进行,杂蛋白越来越少,酶的比活性越来越高,酶的纯化倍数越来越高。

将各项数据填入表 5-7 中,并予以分析。

表 5-7　酶的比活性分析

分部	总体积 (ml)	蛋白质 浓度 (mg/ml)	总蛋白 (mg)	总蛋白 回收率 (%)	酶活性 (nmol/ ml·min)	总酶活性 (nmol/ min· 总体积)	总酶 回收率 (%)	比活性 (nmol/mg)	纯化 倍数
上清液 I									
上清液 II									
上清液 III									
上清液 IV									
上清液 V									

【注意事项】

1. CBBG-250 能与蛋白质迅速结合,2 分钟内达到平衡,1 小时内保持稳定。

2. CBBG-250 结合法测定蛋白质含量,灵敏度高(通常为 2~20μg)、干扰因素少。但线性范围<1.5g/L,与不同蛋白质的结合能力有差异,并且色素易污染比色杯。

3. 测定蛋白质浓度时,各上清液的蛋白质含量不同,需要根据具体情况将上清液稀释后再测定,结果乘以稀释倍数。

4. 实验所测得的蛋白质是包括 ACP 在内的上清液中所有的蛋白质。

5. 若上清液的酶活性高,超过了校正曲线的范围,需要稀释后再测。

【思考题】

1. 什么是酶活性? 酶活性单位有哪些表示方法?

2. 什么是比活性? 其测定意义是什么?

3. 如何计算酶回收率?

二、酸性磷酸酶动力学分析

（一）酶促反应进程曲线

【原理】

在 ACP 最适反应条件下，以磷酸苯二钠为底物，在反应的最初阶段里底物处于过量，产物的生成量或底物的减少量是随时间递增或递减的，反应速度恒定。随着反应的进行底物不断被消耗，不足以满足酶的要求，速度下降。采用间隔一定时间测定产物酚的生成量，以酶促反应时间为横坐标，产物生成量或底物减少量为纵坐标绘制时间进程曲线。以反应时间为横坐标，相应产物吸光度为纵坐标，绘制 ACP 的时间进程曲线，从曲线上找出代表酶活性的酶促反应初速度（酶反应线性期）的时间范围，由此可确定酶活性测定的开始时间、间隔时间和测定次数。

【操作】

除 1 管外其余均作平行管，按表 5-8 操作（取上清液 V 适当稀释作为酶液）。

表 5-8　ACP 时间进程曲线的制作

加入物（ml）	1	2×2	3×2	4×2	5×2	6×2	7×2
磷酸苯二钠溶液	0.10	0.10	0.10	0.10	0.10	0.10	0.10
柠檬酸缓冲液	0.20	0.20	0.20	0.20	0.20	0.20	0.20
酶液		0.10	0.10	0.10	0.10	0.10	0.10
37℃保温时间（分钟）	0	5	10	15	20	30	40
继续加入下列试剂							
蒸馏水	0.60	0.60	0.60	0.60	0.60	0.60	0.60
碳酸盐缓冲液	3.0	3.0	3.0	3.0	3.0	3.0	3.0
4-AAP 溶液	0.50	0.50	0.50	0.50	0.50	0.50	0.50
高铁氰化钾溶液	0.50	0.50	0.50	0.50	0.50	0.50	0.50

混匀，室温放置 10 分钟，在 510nm 波长处，以"1"管调零，测得各管吸光度值。以反应时间（t）为横坐标，各平行管吸光度值的平均值（A）为纵坐标，绘制 t-A 曲线，从曲线上找出酶促反应初速度的时间范围。

【注意事项】

1. 根据 ACP 活性测定结果，将上清液 V 稀释，最好吸光度在 0.7 左右。其他上清液经适当稀释后也可应用。

2. 准确掌握反应时间。

【思考题】

1. 绘制酶促反应进程曲线有什么作用？

2. 酶促反应进程曲线分几部分？哪部分代表酶的真实活性？

（二）酶浓度-速度曲线

【原理】

在酶促反应中，如果底物浓度（[S]）足以使酶完全饱和，则反应速度（V）与酶浓度（[E]）成正比，即 V=k[E]。但在酶蛋白浓度较低，[S]一定时，底物相对饱和，随[E]的升高,V 不断加快,[E]-V 曲线呈直线。随着酶浓度的不断增大,底物逐渐相对减少,不足以满足酶的需求,表现为 V 下降。在酶活性的测定中根据[E]-A 曲线,确定酶蛋白的浓度在酶促反应呈直线的范围内。

【操作】

除第 1 管外其余各管均作平行管,按表 5-9 操作(取上清液 V 适当稀释作为酶液)。

表 5-9　ACP 酶浓度-速度曲线的制作

加入物(ml)	1	2 ×2	3 ×2	4 ×2	5 ×2	6 ×2
磷酸苯二钠溶液	0.40	0.40	0.40	0.40	0.40	0.40
柠檬酸缓冲液	1.60	1.50	1.40	1.30	1.20	1.10
酶液	0	0.10	0.20	0.30	0.40	0.50
37℃水浴 15 分钟						
上述反应液	0.50	0.50	0.50	0.50	0.50	0.50
蒸馏水	0.50	0.50	0.50	0.50	0.50	0.50
碳酸盐缓冲液	3.0	3.0	3.0	3.0	3.0	3.0
4- AAP 溶液	0.50	0.50	0.50	0.50	0.50	0.50
高铁氰化钾溶液	0.50	0.50	0.50	0.50	0.50	0.50

混匀后,室温放置 10 分钟,在 510nm 波长处,以"1"管调零,读取各管吸光度值。以蛋白质含量(μg)为横坐标,各平行管吸光度平均值(A)为纵坐标绘制[E]-A 曲线,求出呈直线的 A 值范围。

【思考题】

1. 绘制酶浓度-速度曲线有什么作用?

2. 在测定酶活性时,对底物浓度有什么要求?

(三)pH-酶活性曲线

【原理】

酶活性受反应体系的 pH 影响,酶表现最大活力时的 pH 称为"酶的最适 pH"。在最适 pH 条件下,酶分子上活性基团的解离状态最适合于酶与底物的作用,表现为酶活性最大,而偏离最适 pH 会影响酶蛋白构象,甚至使酶变性失活。测定不同 pH 时 ACP 活性,以 pH 为横坐标,吸光度(代替酶活性)为纵坐标作图,绘制 pH-酶活性曲线,从曲线上找出酶活性最大时的 pH,即该酶在此条件下的最适 pH。

【操作】

1. 按以下比例配制不同 pH 的柠檬酸缓冲液　按表 5-10 操作。

表 5-10　不同 pH 柠檬酸缓冲液的配制

加入物(ml)	1	2	3	4	5	6
0.1mol/L 柠檬酸溶液	18.6	13.1	8.2	5.5	3.8	1.4
0.1mol/L 柠檬酸三钠	1.4	6.9	11.8	14.5	16.2	18.6
各管混匀后 pH	3.0	4.0	5.0	5.6	6.0	6.6

2. pH- ACP 活性曲线的制作　除第 1 管外其余各管均作平行管,按表 5-11 操作(取上

清液 V 适当稀释作为酶液）。

表 5-11　pH- ACP 活性曲线的制作

加入物(ml)	1	2 ×2	3 ×2	4 ×2	5 ×2	6 ×2	7 ×2
pH	—	3.0	4.0	5.0	5.6	6.0	6.6
相应柠檬酸缓冲液	—	1.2	1.2	1.2	1.2	1.2	1.2
磷酸苯二钠溶液	0.40	0.40	0.40	0.40	0.40	0.40	0.40
蒸馏水	1.60	—	—	—	—	—	—
酶液		0.40	0.40	0.40	0.40	0.40	0.40
37℃水浴 15 分钟							
上述反应液	0.50	0.50	0.50	0.50	0.50	0.50	0.50
蒸馏水	0.50	0.50	0.50	0.50	0.50	0.50	0.50
碳酸盐缓冲液	3.0	3.0	3.0	3.0	3.0	3.0	3.0
4- AAP 溶液	0.50	0.50	0.50	0.50	0.50	0.50	0.50
高铁氰化钾溶液	0.50	0.50	0.50	0.50	0.50	0.50	0.50

混匀后,室温放置 10 分钟,在 510nm 波长处,以"1"管调零,读取各管吸光度值。以 pH 为横坐标,各平行管吸光度值的平均值 A 为纵坐标,绘制 pH- 酶活性曲线,从曲线上找出酶活性最大时的 pH,即该酶在此条件下的最适 pH。

【注意事项】

1. 不同 pH 的缓冲液配制好以后,需测定其 pH 以保证结果的可靠性。

2. 酶的最适 pH 不是酶的特征性常数,它受底物种类、缓冲液种类及浓度等多种因素的影响,因此它只在一定的条件下才有意义。

【思考题】

1. 绘制 pH- 酶活性曲线有什么作用?

2. 什么是酶的最适 pH? 为什么 pH 改变能影响酶活性?

3. 最适 pH 是酶的特征性常数吗? 它与哪些因素有关?

（四）酸性磷酸酶米氏常数的测定

【原理】

在酶浓度、pH、温度等反应条件固定的情况下:底物浓度较低时,反应速度随底物浓度增加而升高,近似成正比,符合一级反应;当底物浓度较高时,随底物浓度增加反应速度升高不显著;当底物浓度足够大时,反应速度不再随底物浓度增加而升高,达到最大反应速度,符合零级反应。米氏方程表示了底物浓度和反应速度之间的关系。

测定不同磷酸苯二钠浓度时的 ACP 活性,再用米氏方程双倒数方程:

$$\frac{1}{V} = \frac{1}{V_{max}} \cdot \frac{K_m}{[S]} + \frac{1}{V_{max}}$$

以 $1/V$ 为纵坐标,$1/[S]$ 为横坐标作图。在 $1/[S]$ 与 $1/V$ 图中查出直线在横轴上的截距 $-1/K_m$,在纵轴上的截距 $1/V_{max}$,计算求得 ACP 作用于磷酸苯二钠的 K_m 与 V_{max} 值。

【操作】

除第 1 管外其余各管均作平行管,按表 5-12 操作(取上清液 V 适当稀释作为酶液)。

表 5-12　ACP 米氏常数的测定

加入物(ml)	1	2×2	3×2	4×2	5×2	6×2
磷酸苯二钠溶液	0	0.10	0.20	0.30	0.40	0.50
柠檬酸缓冲液	1.60	1.50	1.40	1.30	1.20	1.10
酶液	0.40	0.40	0.40	0.40	0.40	0.40
37℃水浴 15 分钟						
上述反应液	0.50	0.50	0.50	0.50	0.50	0.50
蒸馏水	0.50	0.50	0.50	0.50	0.50	0.50
碳酸盐缓冲液	3.0	3.0	3.0	3.0	3.0	3.0
4- AAP 溶液	0.50	0.50	0.50	0.50	0.50	0.50
高铁氰化钾溶液	0.50	0.50	0.50	0.50	0.50	0.50

混匀后,室温放置 10 分钟,在 510nm 波长处,以"1"管调零,读取各管吸光度值。用各平行管吸光度值的平均值在酚校正曲线上查出对应的酚生成量,再换算为 $nmol/(ml \cdot min)$ 的活性单位用以代表反应速度,绘制 $1/[S]$-$1/V$ 曲线,求得 K_m 与 V_{max} 值。

【思考题】

1. 什么是米氏常数？米氏常数与哪些因素有关？

2. 如何根据 $1/[S]$-$1/V$ 曲线计算 K_m 与 V_{max} 值？K_m 与 V_{max} 值有什么意义？

（五）磷酸盐对酸性磷酸酶活性的抑制作用

【原理】

抑制剂能与酶的某些基团结合,降低酶的活性甚致使酶失活,按作用分为可逆性与不可逆性抑制两类。磷酸盐对 ACP 的抑制属于可逆性抑制,通过测定不同底物浓度时 ACP 的活性,了解磷酸盐(KH_2PO_4)对 ACP 的抑制作用,绘制 $1/[S]$ – $1/V$ 曲线判断它是属于竞争性、非竞争性或反竞争性抑制剂。

【操作】

除"0"管外其余各管均作平行管,按表 5-13 操作(取上清液 V 适当稀释作为酶液)。

表 5-13　磷酸盐对酸性磷酸酶活性的抑制作用

加入物(ml)	0	1×2	2×2	3×2	4×2	5×2	6×2	7×2	8×2	9×2	10×2
磷酸苯二钠	0.50	0.010	0.20	0.30	0.40	0.50	0.10	0.20	0.30	0.40	0.50
柠檬酸缓冲液	1.10	1.50	1.40	1.30	1.20	1.10	1.30	1.20	1.10	1.00	0.90
5mmol/LKH$_2$PO$_4$	—	—	—	—	—	—	0.20	0.20	0.20	0.20	0.20
酶液	—	0.40	0.40	0.40	0.40	0.40	0.40	0.40	0.40	0.40	0.40
抑制剂终浓度(mmol/L)	—	—	—	—	—	—	0.50	0.50	0.50	0.50	0.50
37℃水浴 15 分钟,"0"管加入酶液 0.40ml											
上述反应液	0.50	0.50	0.50	0.50	0.50	0.50	0.50	0.50	0.50	0.50	0.50
蒸馏水	0.50	0.50	0.50	0.50	0.50	0.50	0.50	0.50	0.50	0.50	0.50
碳酸盐缓冲液	3.0	3.0	3.0	3.0	3.0	3.0	3.0	3.0	3.0	3.0	3.0
4- AAP	0.50	0.50	0.50	0.50	0.50	0.50	0.50	0.50	0.50	0.50	0.50
高铁氰化钾	0.50	0.50	0.50	0.50	0.50	0.50	0.50	0.50	0.50	0.50	0.50

混匀后,室温放置 10 分钟,在 510nm 波长处,以"0"管调零,读取各管吸光度值。用各

平行管吸光度值的平均值在酚校正曲线上查出对应的酚生成量,再换算为 nmol/(ml·min)的活性单位用以代表反应速度,分别绘制无抑制剂时("1"~"5"管)和有抑制剂时("6"~"12"管)的[S]-V 曲线和 1/[S]-1/V 曲线,根据曲线图形特征判断 KH_2PO_4 属于哪类抑制剂?

【思考题】

1. 什么是酶活性的抑制剂?抑制剂对酶活性抑制有哪些类型?

2. 如何通过抑制曲线来判断抑制类型?磷酸盐对 ACP 活性的抑制是哪种抑制作用?

(赵云冬)

实验 59 溶血、黄疸、脂血对血清肌酐测定的干扰评价

肌酐(creatinine,Cr)是肌肉组织中肌酸和磷酸肌酸代谢的最终产物,每天生成量较恒定,主要从肾小球滤过,不被肾小管重吸收。由于肌酐是小分子物质,不与血浆蛋白结合,所以血清肌酐浓度是评价肾小球滤过功能的重要指标。肾功能受损时,肾小球滤过率降低,肌酐的正常排泄受阻,致使血清中肌酐含量增加。因此,血清肌酐测定是最常用的肾功能检查指标之一。

目前,血清肌酐的检测主要采用碱性苦味酸动力学法(Jaffé 法)和肌氨酸氧化酶法。国内实验室多采用碱性苦味酸动力学法,其原理是肌酐同碱性苦味酸反应形成一种红色复合物,在510nm 处有吸收峰,因此根据测定一定时间内血清和校准液吸光度的增加量,可以计算出血清肌酐的含量。但任何在 510nm 及其附近有吸收峰的物质都可能影响肌酐的测定水平。

干扰物是临床实验室检测误差的一个重要来源,溶血、黄疸及脂血是临床生化检验中最常见的干扰因素。溶血主要是血红蛋白(Hb)对分光光度测定法中吸光度的干扰。胆红素则在 400~540nm 波长处有光吸收,遇到氧化剂后被氧化为胆绿素、胆褐素,因其本身的吸光度及转变过程中吸光度的变化而干扰检测的准确性。脂血主要是由于乳糜微粒增多对光有散射作用而产生干扰。

【目的】

1. 通过实验设计,培养科学严谨的实验态度,熟悉干扰评价方法。

2. 通过构建溶血、黄疸和脂血模型,探讨三种因素对血清肌酐测定的干扰并对干扰效应进行评估,为抵消或校正肌酐测定的干扰提供依据,提高血清肌酐测定的准确性。

3. 阐明数据分析方法及结果解释,评价可能存在的干扰影响,提供相关的干扰报告,对检测系统的特异性参数进行验证。

【设计方案】

1. 根据国家卫生和计划生育委员会2013 年发布的《干扰试验指南》(WS/T 416-2013),明确干扰评价方案。

2. 针对临床常见的溶血、黄疸和脂血三种干扰因素制备不同干扰标本模型进行干扰分析。

3. 分别测定三种干扰因素在不同浓度时对肌酐测定的结果。评价三种干扰因素对肌酐测定的影响。

【原理】

将干扰物(血红蛋白、胆红素、甘油三酯)加入临床标本的混合液中,制备一系列浓度的待测标本。由于干扰物的存在,对测定结果产生干扰,测定各标本中肌酐浓度。建立数学模型,通过统计学处理评价确定干扰物的浓度和干扰程度间的关系。

【试剂与器材】

见肌酐测定实验。

【操作】

一、标　本　制　备

从几个健康的个体获得新鲜血清标本混合,计算所需标本量,考虑检测方法所需标本体积及重复测定次数。

（一）高浓度测试样品和低浓度测试样品（按如下比例制备标本）

1. 溶血标本

（1）溶血储存液:①采集5ml肝素抗凝血,离心10分钟制备压积红细胞;②弃掉血浆,加入10ml等渗生理盐水;③轻轻颠倒试管10次,离心10分钟,弃掉盐水洗涤液,重复用等渗盐水洗涤两次;④用等体积的蒸馏水稀释细胞,颠倒试管10次充分混匀,冷冻过夜;⑤解冻细胞,使其恢复至室温;⑥离心30分钟,除去细胞基质,保留上清液(血红蛋白溶血液),除掉红细胞碎片;⑦测定溶血液的血红蛋白浓度。

（2）高浓度测试样品:取一定体积的定值血红蛋白溶血液加入10ml血清中,制备成2g/L的血红蛋白液。

（3）低浓度测试样品(对照样品):取与上步等体积的生理盐水加入10ml血清中,通过分析确定实际的血红蛋白浓度。

2. 胆红素标本

（1）胆红素储存液:20mg的胆红素(Mr 584.66)溶解在2ml的0.1mol/L的NaOH中。

（2）高浓度测试样品:取0.1ml胆红素储存液加入4.9ml血清中,混匀。

（3）低浓度测试样品(对照样品):取0.1ml 0.1mol/L NaOH加入4.9ml血清中,混匀。

3. 脂血标本

（1）测试材料:含37mmol/L甘油三酯的脂血清样品。

（2）高浓度测试样品:未处理的脂血的血清样品。

（3）低浓度测试样品(对照样品):用超高速离心除去脂肪,使用澄清的样品部分作为对照样品。

（二）实验标本系列浓度的制备

将干扰物高实验浓度样品与低实验浓度样品定量混合,可得到干扰物浓度介于两样品之间的一系列实验样品。确定线性剂量相关关系时需要5个浓度水平。具体制备方法见表5-14。

表5-14　干扰物不同浓度系列样品的制备

样品号	高浓度测试样品用量(ml)	低浓度测试样品用量(ml)	血红蛋白浓度*(g/L)	胆红素浓度*(μmol/L)	甘油三酯浓度*(mmol/L)
1	0	10	0	0	0
2	2.5	7.5	0.5	86	9.25
3	5.0	5.0	1	172	18.5
4	7.5	2.5	1.5	258	27.72
5	10	0	2	344	37

* 干扰物终浓度为临床标本中此干扰物的平均浓度,常可忽略为零

二、测 定 步 骤

1. 将实验系列样品每份分装 3 支。将样品按干扰物浓度从低到高的顺序命名为样品 1、2、3、4、5，第一组检测顺序按样品序号升序（样品 1、2、3、4、5）测定，第二组检测顺序按样品序号降序（样品 5、4、3、2、1）测定，第三组检测顺序按样品序号升序测定。为了排除方法精密度对结果的影响，每个水平重复测定 3 次。

2. 所有样品一次检测完成（测定方法见肌酐测定实验）。

三、记录检测结果

分别将实验结果填入表 5-15。

表 5-15　干扰剂量效应实验结果记录表

日期				
仪器信息	仪器名称			
	生产厂家			
	型号			
试剂信息	试剂名称			
	生产厂家			
	批号			
样品类型				
被测物名称				
干扰物名称				
测定结果	样品号	结果 1	结果 2	结果 3
	1			
	2			
	3			
	4			
	5			
干扰效果	干扰浓度	干扰效果 1	干扰效果 2	干扰效果 3
线性回归方程				
b				
s_b				
T				
斜率 b 的统计学检验结论				

四、数据处理与分析

计算最低干扰物浓度样品的测定均值,用 5 个水平样品的每个测定值减去此均值得出不同浓度干扰物的干扰效果。将结果点在"干扰物浓度-效应曲线"上,y 轴为获得的干扰效应,x 轴为干扰物浓度,观察剂量效应图形,判断分析干扰是线性效应还是非线性效应。根据曲线趋势进行数据分析。

(一) 线性相关

如曲线为近似直线,可用最小二乘法分析,数学模型为:

$$Y_{ij} = a + bX_{ij} + E_{ij} \qquad\qquad 式5\text{-}1$$

式中:Y_{ij}—第 i 个样品第 j 次重复测定时的干扰效果值;X_{ij}—第 i 个样品的干扰物浓度;a—截距;b—斜率;E_{ij} 第 i 个样品第 j 次重复测定时实测值与预测值的差。

1. 计算线性回归方程的相关参数　通过回归分析,可得到 Y_i 与 X_i 间的数学关系式及相关参数,其中斜率 b 的计算公式为:

$$b = \frac{\sum\limits_{i=1}^{5}\sum\limits_{j=1}^{3}(x_{ij} - \bar{x})(y_{ij} - \bar{y})}{\sum\limits_{i=1}^{5}\sum\limits_{j=1}^{3}(x_{ij} - \bar{x})^2} \qquad\qquad 式5\text{-}2$$

式中:$\bar{x}$—全部样品的干扰物浓度均值;$\bar{y}$—全部样品的干扰效果均值;其余字母项代表内容见式5-1。

截距 a 的计算公式为:

$$a = \bar{y} - b\,\bar{x} \qquad\qquad 式5\text{-}3$$

式中:字母项代表内容见式5-2。

回归方程的估标准误计算公式为:

$$s_{yx} = \sqrt{\frac{\sum\limits_{i=1}^{5}\sum\limits_{j=1}^{3}\left[y_{ij} - P(x_{ij})\right]^2}{i \times j - 2}} \qquad\qquad 式5\text{-}4$$

式中:$P(x_{ij})$—样品中干扰物浓度为 x_{ij} 时由回归方程得出的 y 预测值;i—样品数,此处为 5;j—每份样品的重复测定次数,此处为 3;其余字母项代表内容见式5-1。

回归方程斜率 b 的标准误 s_b 计算公式为:

$$s_b = \sqrt{\frac{s_{yx}^2}{\sum\limits_{i=1}^{5}\sum\limits_{j=1}^{3}(x_{ij} - \bar{x})^2}} \qquad\qquad 式5\text{-}5$$

式中:字母项代表内容见式5-1、式5-2、式5-3。

2. 对斜率 b 进行统计学检验　对回归方程的斜率 b 进行 t 检验。设总体回归系数为 β,假设检验为 $H_0: \beta = 0$,$H_1: \beta \neq 0$。

计算统计量 t:

$$t = \frac{b - \beta}{s_b} = \frac{b}{s_b} \qquad\qquad 式5\text{-}6$$

式中:β—总体回归系数,此处为 0;b—回归方程的斜率;s_b—回归方程斜率 b 的标准误。

由 t 值表查出 $t_{(0.05, i \cdot j - 2)}$,如 $t > t_{(0.05, i \cdot j - 2)}$,表明 $P < 0.05$,否定 H_0,接受 H_1,斜率 b 有统

计学意义,直线回归方程成立。如 $t < t_{(0.05, i \cdot j - 2)}$,表明 $P > 0.05$,否定 H_1,接受 H_0,直线回归方程不成立。对于非线性相关结果,可参照非线性相关进一步处理。

3. 计算干扰物浓度对测定结果干扰效应的95%置信区间 某一确定干扰物浓度对测定结果干扰效应的双侧95%置信区间的计算公式:

$$P(x_i) \pm t_{(0.025, i \cdot j - 2)} \times s_{yx} \times \sqrt{1 + \frac{1}{i \cdot j} + \frac{(x_i - \bar{x})^2}{\sum\limits_{i=1}^{5} \sum\limits_{j=1}^{3} (x_{ij} - \bar{x})^2}} \qquad 式 5-7$$

式中:$P(x_i)$—样品中干扰物浓度为 x_i 时由回归方程得出的 y 预测值;$t_{0.025, (i \cdot j - 2)}$—自由度为 $i \times j - 2$,此处为13,t 分布的第2.5%几率密度值;x_i—第 i 个样品的干扰物浓度,此处与 x_{ij} 相同;其余字母项代表内容见式5-1、式5-2、式5-4。

4. 结果分析 回归方程的斜率 b 表示干扰物每个浓度单位所造成的干扰效果,斜率为正表明干扰物引起正向干扰,反之为负向干扰。截距 a 表示对内源性干扰物浓度的修正。干扰物任意浓度下对测定结果的影响程度可由回归方程得出。

(二)非线性相关

如干扰剂量效应曲线为非线性,可采用非线性回归分析得出相应的最佳拟合曲线与数学模型,置信区间可用适当的非线性回归分析程序计算。计算方法较复杂,建议采用统计学软件,如 SPSS、SAS 等进行计算。根据得出的最佳数学模型可推断出在评价范围内任意干扰物浓度所引起的干扰效应值。

【注意事项】

1. 干扰物质的纯品多为固体,需要用适当的溶剂将其溶解,制成干扰物原液。干扰物原液浓度应至少20倍于实验浓度,以减少对基础样品基质的稀释。

2. 干扰物高实验浓度样品制备浓度为血红蛋白 2g/L,胆红素 342μmol/L,甘油三酯 37mmol/L,干扰物终浓度为临床标本中此干扰物的平均浓度,常可忽略为零。

3. 制备的溶血标本不能区分血红蛋白和红细胞的其他成分(如 K^+、NH_4^+、LD、AST 等)的干扰效应。

4. 胆红素对光线比较敏感,要求在黄光或弱光下配制胆红素溶液。

5. 利用"剂量效应"评价干扰时,也可对干扰物进行联合评价,能将两个或更多潜在的干扰物有效地同时检测。

6. 临床常见的可能产生干扰作用的物质有:①病理情况下代谢物,如血红蛋白、胆红素、脂肪、蛋白质;②患者治疗引入的物质,如药物、血浆代用品、抗凝剂;③患者吸收的物质,如酒精、营养补充、食物、饮品;④标本准备引入的物质,如抗凝剂、促凝剂、血清分离胶、防腐剂;⑤标本处理期间引入的物质,如导管冲洗液、手套的滑石粉、促凝剂、试管塞;⑥饮食,如咖啡因、β-胡萝卜素、罂粟籽等。

7. 干扰物的实验浓度确定原则见表5-16。

表5-16 干扰物的实验浓度确定原则

可能干扰物	样品类型	干扰物实验浓度
药物与代谢物	血清、血浆、全血	至少3倍于治疗药物浓度或最高预期浓度
内源性干扰物	血清、血浆、全血	目标患者群体中预期最高浓度
抗凝剂与防腐剂	血清、血浆、全血	5倍于添加浓度

续表

可能干扰物	样品类型	干扰物实验浓度
样品采集与处理设备	血清、血浆、全血	样品与设备接触24小时,样品体积应与实际使用相同,需注意防止样品蒸发与不稳定分析物的丢失,同时应准备一份与实验样品相同的对比样品,此样品除了不与实验设备接触外其余处理过程均与实验样品相同

【思考题】

1. 溶血、黄疸、脂血对肌酐测定产生干扰的机制是什么?
2. 对干扰物原液浓度有什么要求?为什么?
3. 干扰物实验浓度的确定原则是什么?
4. 临床常见干扰物有哪些?

（赵云冬）

实验60　糖尿病的实验诊断与鉴别诊断

糖尿病(diabetes mellitus,DM)是由遗传因素、免疫功能紊乱、微生物感染及毒素等各种致病因子作用于机体导致胰岛功能减退和(或)胰岛素抵抗等而引发的糖、蛋白质、脂肪、水和电解质等一系列代谢紊乱综合征,临床上以高血糖为主要特点。糖尿病分为1型糖尿病、2型糖尿病、妊娠糖尿病及其他特殊类型的糖尿病。

DM患者由于胰岛素的绝对和相对不足,使机体出现代谢紊乱,典型病例可出现多饮、多食、多尿、消瘦等表现,即"三多一少"症状。高血糖引起高渗性利尿是多尿的原因,多尿所致的脱水又引起口渴多饮,体内糖利用障碍所致饥饿感使患者多食,同时大量蛋白质和脂肪分解使患者体重下降。长期高血糖引起微血管病变,以糖尿病肾病、视网膜病变和神经病变最常见;大血管病变的病理改变引起动脉粥样硬化,其患病率高、发病年龄轻、病情进展快、脏器受累多。

依据2010年美国糖尿病学会(ADA)制定的《糖尿病诊疗标准》,临床根据糖化血红蛋白、空腹血糖、随机血糖及口服葡萄糖耐量试验诊断糖尿病、空腹血糖受损(IFG)和糖耐量减低(IGT)。

【目的】

1. 根据所学的医学知识和临床资料,对该患者拟定实验诊断方案。
2. 明确糖尿病诊断标准,熟悉鉴别诊断。
3. 拟定对糖尿病患者的教育方案。
4. 培养学生对糖尿病的综合诊断能力。加强学生对糖尿病实验诊断的实践技能训练。

【病例】

患者,男,56岁,临床主诉"口渴、多饮2年,视物模糊、双下肢水肿1个月"。体检:T 36.5℃,P 90次/分,R 27次/分,BP 110/80mmHg。一般情况较差,皮肤黏膜干燥,呼吸深、快,呼出气有烂苹果味;双肺呼吸音粗糙,未闻及啰音;腱反射迟钝,双下肢轻度凹陷性水肿。实验室检查:空腹血糖10.82mmol/L,尿糖(++),尿蛋白(+),尿酮体(+),

尿pH(5.0)。

【病例分析】

1. 患者口渴、多饮,初步怀疑糖尿病导致血糖代谢障碍导致葡萄糖随尿液排出,同时排出大量水而口渴。

2. 空腹血糖10.82mmol/L,尿糖(++),符合糖尿病诊断指标。

3. 视物模糊、双下肢水肿、尿蛋白(+),腱反射迟钝,说明伴有微血管和神经方面的并发症。

4. 患者发病年龄偏大,结合视物模糊、尿蛋白(+)、双下肢轻度凹陷性水肿慢性并发症,考虑为2型糖尿病。

5. 呼吸深、快,呼出气有烂苹果味,表明血液中酮体增加,通过呼吸排出体外,考虑糖尿病酮症酸中毒。

【诊断】

1. 糖尿病诊断标准(ADA,2010年)　①糖化血红蛋白$HbA_{1c} \geqslant 6.5\%$;或②空腹血糖$FPG \geqslant 7.0mmol/L$;或③口服糖耐量试验时2小时血糖$\geqslant 11.1mmol/L$;或④在伴有典型的高血糖或高血糖危象症状的患者,随机血糖$\geqslant 11.1mmol/L$。在无明确高血糖时,应通过重复检测来证实标准①至③。

2. 诊断步骤　①根据ADA标准确定是否患糖尿病;②在排除继发性等特异性糖尿病后,根据病史、体征、胰岛素和C肽释放试验、糖尿病自身抗体测定等作出1型或2型糖尿病的诊断;③根据病史、体征及实验室检查判定有无并发症。

3. 初步诊断　2型糖尿病伴酮症酸中毒。

4. 进一步检查　针对本病例应复查空腹血糖(或HbA_{1c}、OGTT)确诊糖尿病;检测胰岛素和C肽释放试验、糖尿病自身抗体测定,明确糖尿病分型;检测血酮体、血气分析、电解质,明确是否酮症酸中毒及电解质紊乱;进一步检测肾功能,明确微小血管病变。

【鉴别诊断】

如临床患者无多尿、烦渴、多饮等糖代谢紊乱症状,血糖值仅略高但低于诊断标准,应复查血糖或OGTT,对高血糖正确进行分类。

1. 高血糖分类见表5-17、图5-2。

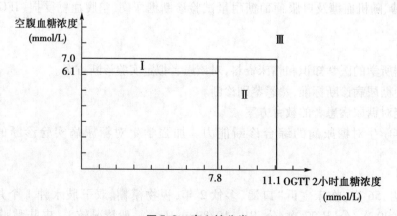

图5-2　高血糖分类

Ⅰ区:空腹血糖受损;Ⅱ区:糖耐量减低;Ⅲ区:糖尿病

表 5-17　高血糖分类及血糖浓度

高血糖分类	空腹血糖(mmol/L)	OGTT 2 小时血糖(mmol/L)
空腹血糖受损(FBG)	6.1~7.0	<7.8
糖耐量减低(IGT)	<7.0	7.8~11.1
糖尿病(DM)	≥7.0	≥11.1

2. 1 型糖尿病与 2 型糖尿病的鉴别见表 5-18。

表 5-18　1 型糖尿病与 2 型糖尿病的鉴别

	1 型糖尿病	2 型糖尿病
起病年龄及其峰值	多<25 岁,12~14 岁	多>40 岁,60~65 岁
"三多一少"症状	常典型	不典型,或无症状
起病方式	多急剧,少数缓起	缓慢而隐袭
起病时体重	多正常或消瘦	多超重或肥胖
血浆胰岛素含量	低	正常
胰岛素 C 肽释放试验	低下或缺乏	峰值延迟或不足
胰岛素抗体等自身抗体	阳性	阴性
急性并发症	易发生酮症酸中毒	酮症倾向小,易发生非酮症高渗性昏迷
慢性并发症		
肾病	35%~40%	5%~10%
心血管病	较少	>70%,主要死因
脑血管病	较少	较多

3. 糖尿病与非糖尿病性糖尿鉴别　未经系统治疗或血糖控制欠佳的糖尿病可有尿糖阳性,但尿糖阳性并不都是糖尿病,除糖尿外,许多肾脏疾病、内分泌疾病及其他应激因素也可引起尿糖阳性(表 5-19)。

表 5-19　非糖尿病性糖尿

	病因	鉴别要点	备注
饥饿性糖尿	胰岛由于适应能力较差,胰岛素分泌一时不能适应	注意饮食史、进食总量,空腹血糖正常甚至偏低	3 日后复查糖耐量试验
滋养性糖尿	某些因素导致食物中的葡萄糖快速吸收,血糖上升明显,使胰岛素负担过重,暂时超过肾糖阈而发生糖尿,如胃十二指肠空肠吻合术后的倾倒综合征等	空腹血糖及糖耐量试验正常	某些滋养性糖尿可能为早期糖尿病表现,应引起重视
肾性糖尿	先天缺陷肾小管再吸收糖的能力减低,肾糖阈低下	正常血糖范围内出现糖尿,同时测定尿糖和血糖	肾炎、原发性肾病时也可因肾小管再吸收功能损伤而发生肾性糖尿

续表

病因		鉴别要点	备注
妊娠期糖尿	15%~20%妇女在妊娠期间可因暂时肾糖阈降低而出现糖尿,分娩后糖尿消失	与妊娠期糖尿病加以鉴别	必须进行产后随访追查
应激性糖尿	脑外伤、脑血管意外、急性心肌梗死、手术等急性应激时,肾上腺皮质激素分泌可比平时增加10倍以上,拮抗胰岛素的正常生理功能,使血糖升高并出现尿糖,甚至OGTT异常	于应激反应消失2周后可恢复	但也有些病患早期糖尿病,无明显临床症状,在应激状态下可变为典型的临床糖尿病
内分泌代谢疾病	甲状腺功能亢进症、皮质醇增多症、巨人症及肢端肥大症、嗜铬细胞瘤、胰高血糖素瘤等,可引起糖耐量异常和糖尿	严重者可出现继发性糖尿病	
肝源性糖尿	各种严重的肝脏疾病,不能将葡萄糖转化为肝糖原储存起来	出现餐后糖尿和糖耐量异常	肝功能受损明显
药物性假性糖尿	药物如抗坏血酸、异烟肼、水杨酸盐、水合氯醛、吗啡、链霉素、非那西汀等在应用后也可出现尿糖假阳性反应	若用班氏液法则易出现假阳性,应用特异性高的方法测定葡萄糖(如葡萄糖氧化酶法),可避免假阳性	选择特异性高的方法测试尿糖

【讨论】

一、糖尿病诊断指标

1. 糖化血红蛋白(GHb) 血糖与血红蛋白发生不可逆的结合形成GHb,总的GHb分成若干个亚组分HbA_{1a1}、HbA_{1a2}、HbA_{1b}和HbA_{1c},其中HbA_{1c}占HbA_1的80%左右,是目前最常检测的部分,其浓度取决于血糖水平、高血糖持续的时间。红细胞在血液循环中的平均寿命约为120天,GHb反映测定前6~8周的平均血糖水平,与血糖的短期波动无关,与血糖相互补充,同时也作为血糖控制的监测指标。2010年ADA将HbA_{1c}新增为糖尿病诊断指标,但其诊断糖尿病的敏感性差,不能取代糖耐量试验。

而HbA_{1c}诊断糖尿病的主要优势体现在:①不需要空腹取血,检测更方便;②检测稳定性比血糖更好;③个体差异小;④在疾病和应激期间的日间变异率更小。但HbA_{1c}的应用受以下条件限制:①费用较血糖检测贵;②在发展中国家的部分地区尚无法普及;③血红蛋白异常患者不宜用HbA_{1c}作为糖尿病的诊断依据;④伴有红细胞转化异常的疾病如妊娠、溶血性贫血、缺铁性贫血的患者不宜用HbA_{1c}作为糖尿病的诊断依据。

2. 血浆葡萄糖 血浆葡萄糖(血糖)是诊断糖尿病最常用的指标,也是评价疗效的主要检测项目。空腹血糖、餐后2小时血糖或随机血糖。目前医学实验室多用葡萄糖氧化酶或己糖激酶法测定血糖。

3. 葡萄糖耐量试验　这是一种葡萄糖负荷试验,用以了解机体对葡萄糖代谢的调节能力。

(1)口服葡萄糖耐量试验(OGTT):血糖高于参考区间但又未达到糖尿病诊断标准的患者,需进行 OGTT。OGTT 诊断糖尿病(DM)、空腹血糖受损(IFG)和糖耐量减低(IGT),比空腹血糖(FPG)灵敏度高,但影响因素多,重复性差,一般不同时间做 2 次 OGTT 测定,判断是否异常。

(2)静脉注射葡萄糖耐量试验(IGTT):只适用于胃切除术后、胃空肠吻合术后、吸收不良综合征者和有胃肠功能紊乱患者,避免因胃肠道吸收功能影响葡萄糖耐量实验结果。

二、糖尿病监控指标

1. 血糖　一次血糖测定(空腹血糖、餐后 2 小时血糖或随机血糖)仅代表瞬间血糖水平,一日内多次测定血糖可更准确反映血糖控制情况。血糖监测时间间隔可根据糖尿病类型和病情确定。

胰岛素强化治疗不稳定的 1 型糖尿病患者改变方案时,每日检测三餐前血糖、睡前血糖,必要时测凌晨 3 点和餐后 2 小时血糖。稳定的 1 型糖尿病患者每日检测 1~2 次空腹或餐后 2 小时血糖。2 型糖尿病口服降糖药者每周测数次空腹及餐后 2 小时血糖。稳定的 2 型糖尿病:每周至少检测 1~2 次餐前或餐后 2 小时血糖。有低血糖症状者应随时测定。患者有异常反应时应随时测定。

患者可用血糖仪自测毛细血管全血葡萄糖,但只能用于监测血糖评价疗效,而不能作为诊断糖尿病的依据。

2. 尿糖　尿糖是间接监测血糖浓度的辅助方法。优点是无损伤、操作简单和价格便宜。但尿糖阴性也不能排除糖尿病的可能,如糖尿病肾病时肾糖阈升高,血糖已增高,尿糖仍阴性。而妊娠时肾糖阈降低,血糖正常尿糖阳性。应注意鉴别。在肾功能正常时,尿糖与血糖代谢紊乱的程度有较高的一致性,故可作为判定血糖控制的参考指标。

3. 糖化血红蛋白和糖化血浆蛋白

(1)糖化血红蛋白:GHb 能最佳反映采血当日前 6~8 周血糖控制水平,其结果受干扰因素少,被视为血糖波动大的 1 型糖尿病患者和 2 型糖尿病患者血糖控制的"金标准"。血糖控制好的患者半年至一年查一次 GHb,血糖控制不好的患者应该三个月查一次 GHb。

(2)糖化血浆蛋白:葡萄糖也可通过非酶促糖基化反应与白蛋白和其他蛋白(如膜蛋白,晶状体)结合形成酮胺,又称果糖胺。由于白蛋白是血清蛋白最丰富的成分,故认为测定果糖胺主要是测定糖化白蛋白(GSP)。白蛋白的半寿期(约为 20 天)比血红蛋白短,所以糖化白蛋白的浓度反映的是近 2~3 周血糖的情况。

GHb 用于评价糖尿病代谢控制效率优于 GSP,但在反映糖尿病治疗的中、短期(2~3周)血糖控制效果评价上 GSP 优于 GHb。

三、胰岛β细胞功能检查

1. 胰岛素测定　应用外源性胰岛素治疗的患者可能产生胰岛素抗体,抗胰岛素抗体与胰岛素原有部分交叉反应,但与 C-肽无交叉反应,见表 5-20。

表 5-20 　胰岛素、胰岛素原、C-肽和胰高血糖素检验的主要临床应用

相关激素	主要临床用途
胰岛素	①评价空腹低血糖;②糖尿病的分型;③糖尿病的预测;④评估 β 细胞的活性;⑤指导糖尿病的临床治疗方案;⑥胰岛素抵抗机制研究
胰岛素原	①诊断胰腺 β 细胞瘤;②判定家族性高胰岛素原血症;③确定胰岛素分析的交叉反应
C-肽	①评估空腹低血糖;②糖尿病的分型;③评估 β 细胞的活性;④获取胰岛素泵的保险范围;⑤治疗监测(胰腺切除、胰岛细胞移植)
胰高血糖素	诊断胰腺 α-细胞瘤

2. C-肽测定　C-肽与胰岛素等摩尔数产生分泌进入血液,C-肽的半寿期长约 35 分钟。C-肽测定不受外源性胰岛素和胰岛素抗体的干扰。与外周血胰岛素浓度相比,血清 C-肽可更好地反映胰岛 β 细胞的功能状态。

3. OGTT 胰岛素(或 C-肽)释放试验　在 OGTT 同时测定血浆胰岛素和(或)C-肽,能了解胰岛 β 细胞功能,有助于糖尿病的分型、病情判断及治疗指导。葡萄糖是最强的胰岛素分泌刺激物。健康人静脉注射葡萄糖后 1~2 分钟内出现,10 分钟结束,为第一时相,分泌峰曲线是高而尖,代表储存胰岛素的快速释放。后续为第二时相,持续 60~120 分钟,直至血糖恢复正常,代表胰岛素的合成与持续释放能力。如胰腺 β 细胞受损,胰岛素对葡萄糖第一时相反应消失,其他刺激物如胰高血糖素仍能刺激其释放。1 型糖尿病基本没有此反应,大部分 2 型糖尿病有第二时相反应。

四、微血管病变的检查

尿白蛋白排泄率(urinary albumin excretion rate,UAER)可提示白蛋白经肾小球滤过增加,是微血管病变的标志。糖尿病患者微血管结构与功能发生病理变化,常伴有肾损害。一旦糖尿病患者肾脏发生病变,肾功能迅速恶化,治疗仅能延缓疾病进程,不能停止或逆转肾损害。尿白蛋白排泄率应列为常规检查,以便早期发现糖尿病肾病。

五、糖尿病并发症检测指标

1. 酮体　糖尿病酮症酸中毒,血酮体的半定量检测比尿酮体的检测更为准确。虽然尿酮体排泄量并不总是与血酮体浓度成比例,因检测更方便,广泛应用于 1 型糖尿病的病情监测。尿酮体阳性如是新发病者提示为 1 型糖尿病,对 2 型糖尿病或正在治疗的患者,提示疗效不满意或出现了急性并发症。如果采用硝基氢氰酸盐试验法,只有乙酰乙酸和丙酮可使本试验呈阳性反应,当酸中毒明显时,酮体组分以 β-羟丁酸为主,故尿酮体阴性并不能排除酮症。

2. 乳酸和丙酮酸　乳酸是糖代谢的中间产物,由丙酮酸还原而成,健康人血乳酸/丙酮酸比值为 10∶1,糖尿病酮症酸中毒其比值降低(表 5-21)。

表 5-21　糖尿病及其并发症的实验室检验

临床用途	建议检验项目
糖尿病的早期筛查	①免疫学标志物(包括 ICA、IAA、GADA 和 IA2 抗原);②基因标志物(如 HLA 的某些基因型);③胰岛素分泌(包括空腹分泌、脉冲分泌和葡萄糖刺激分泌);④血糖(包括 IFG 和 IGT)
糖尿病的临床诊断	①血糖(包括空腹与随机);②OGTT;③HbA$_{1c}$
急性并发症的诊治监测	①血糖与尿糖;②血酮体与尿酮体;③酸碱失衡情况(如 pH 和碳酸氢盐);④细胞内脱水或治疗中的异常情况(如钾、钠、磷酸盐和渗透压等)
慢性并发症的诊治监测	①血糖与尿糖;②糖化蛋白(如 GHb 与果糖胺);③尿蛋白(微量白蛋白尿与临床白蛋白尿);④其他并发症评估指标(如肌酐、胆固醇和甘油三酯等);⑤胰腺移植效果评估指标(如 C-肽与胰岛素)

六、自身免疫抗体

1 型糖尿病患者抗谷氨酸脱羧酶抗体(GADA)、胰岛细胞抗体(ICA)、胰岛素抗体(IAA)、胰岛素瘤相关抗原 2(IA2)、胰岛细胞表面抗体(ICSA)可呈阳性,早期阳性率高,对诊断有帮助。随着病程延长阳性率逐渐降低。

七、其　　他

糖尿病常伴有脂质代谢紊乱,应定期复查,作为判断病情控制情况及饮食和调脂治疗的依据。怀疑有糖尿病酮症酸中毒时应测定血、尿 pH、电解质和酮体。

【思考题】

1. 针对该病例还需要增加哪些实验室检查项目?
2. 2012 年 ADA 制定的糖尿病诊断标准是什么?
3. 解释糖尿病每项实验室检查的意义。
4. 糖尿病综合防治原则是什么?
5. 制订糖尿病患者的教育方案。

（赵云冬）

实验 61　肾脏疾病诊断与鉴别诊断

肾脏是尿液形成、排泄的器官,它不仅在人体的泌尿系统中有重要的作用,而且具有分泌激素功能,对维持机体内环境的稳定有重要作用。肾脏疾病的诊断除了依靠病史外,在很大程度上还依赖实验室检查。常见肾脏疾病大多会引起患者血液和尿液中出现一些异常物质或正常物质的异常累积,这对疾病的诊断很有帮助。实验室检查能反映疾病病程和发展并可判断疾病转归,因此对肾脏疾病的诊断、鉴别诊断、疗效和预后判断有着非常重要的价值。

肾脏疾病的诊断需要通过询问病史、体格检查、实验室以及影像学检查,必要时还需要进行肾穿刺活检病理检测,然后综合分析各项结果,作出最后的诊断。肾脏疾病发生的主要部位是在肾小球、肾小管、肾间质、肾盂肾盏、肾血管。临床诊断主要按照临床体征及实验室检查来进行分类和诊断,常见的肾脏疾病包括急性肾小球肾炎、慢性肾小球肾炎、急进性肾炎、肾病综合征、尿路感染等。

【目的】

1. 培养学生对常见肾脏疾病的综合分析诊断能力。

2. 加强学生对肾脏疾病实验诊断的实践技能训练。

3. 提高学生的自主学习能力、沟通能力、创新能力。

【病例一】

患儿男性,7岁,水肿、血尿10天,进行性少尿8天。患儿10天前晨起发现双眼睑水肿,尿色发红。8天前尿色变浅,但尿量进行性减少,每日130~150ml。化验血肌酐498μmol/L,拟诊为"肾实质性肾功能不全",给予扩容、补液、利尿、降压等处理,病情仍重。患儿两个月来有咽部不适,无用药史,患病以来精神食欲稍差,大便正常,睡眠可。既往曾患"气管炎、咽炎",无肾病史。

体格检查:T 36.9℃,P 90次/分,R 24次/分,BP 145/80mmHg,发育正常,营养中等,重病容,精神差,眼睑水肿,结膜稍苍白,巩膜无黄染。咽稍充血,扁桃体Ⅰ°~Ⅱ°肿大,未见脓性分泌物,黏膜无出血点。心肺无异常。腹稍膨隆,肝肋下2cm,无压痛,脾未及,移动性浊音(-),肠鸣音存在。双下肢可凹性水肿。

B超检查:示双肾增大,左肾13.9cm×5.7cm×6.3cm,右肾13.7cm×5.6cm×6.0cm。

实验室检查:血液:血红蛋白83g/L,红细胞2.8×10^{12}/L,网织红细胞1.4%,白细胞11.3×10^9/L,中性分叶核粒细胞82%,淋巴细胞16%,单核细胞2%,血小板207×10^9/L,血沉110mm/h;尿液:尿蛋白(++),尿红细胞10~12/HP,尿白细胞1~4/HP,尿比重1.010,24小时尿蛋白定量2.2g,血尿素36.7mmol/L,血肌酐546μmol/L,总蛋白60.9g/L,白蛋白35.4g/L,胆固醇4.5mmol/L,补体C$_3$ 0.48g/L,抗"O"800IU/L。

【病例分析】

1. 根据病史 患者起病急,症状进行性加重,临床表现为血尿、水肿、少尿。

2. 体检 眼睑水肿,面色苍白,双下肢可凹性水肿,血压增高。

3. 实验室检查 贫血,白细胞、中性分叶核粒细胞增高,尿蛋白(++),尿红细胞增多,肾功能指标增高幅度明显,24小时尿蛋白定量增高。

【诊断】

1. 诊断标准 急性肾炎常因β-链球菌感染后1~3周出现血尿、蛋白尿、水肿和高血压等典型临床表现,伴有血清补体C$_3$的动态变化,8周内病情逐渐减轻至完全缓解,即可作出临床诊断。

2. 诊断步骤 ①根据患者咽部感染后发生少尿,血尿,症状进行性加重。②查体:血压高,眼睑水肿,双下肢凹陷性水肿。③尿蛋白增多、尿红细胞增高,肾功能明显增高。符合急性肾炎的诊断特征。

3. 初步诊断 ①急性肾小球肾炎(急性肾炎);②急性肾功能不全;③中度贫血。

4. 进一步检查 ①由于水钠严重潴留和高血压导致充血性心力衰竭;②C$_3$和总补体动态检测,可反映病情进展;③若起病2~3个月病情无明显好转,应行肾活检以明确诊断;④注意与高血压病肾损害、继发性肾小球肾炎和慢性肾盂肾炎鉴别诊断。

【鉴别诊断】

急性肾小球肾炎应与以下疾病鉴别:

1. 系膜增生性肾小球肾炎 起病急,潜伏期短,多于前驱感染后数小时到数日内出现血尿等急性肾炎综合征症状,但血清C$_3$无降低,病情反复。IgA肾病患者发病常与上呼吸道感染有关。

2. 其他病原体感染后的急性肾炎　其他细菌、病毒及寄生虫等感染所引起的肾小球肾炎多在感染期或感染后 3~5 天出现症状。一般症状较轻,血清补体多正常,水肿和高血压少见。

3. 急进性肾小球肾炎　临床表现及发病与急性肾炎相似,但症状较重,早期出现少尿或无尿,肾功能持续性下降。确诊困难时,应尽快做肾活检,以便明确诊断。

4. 系统性疾病肾脏受累　系统性红斑狼疮、系统性血管炎、原发性冷球蛋白血症等均可引起肾损害,亦可合并低补体血症。临床表现类似急性肾炎综合征,可根据其他系统受累的典型临床表现和实验室检测来鉴别。

【病例二】

患者男性,38 岁,间歇性水肿 5 年伴反复腰痛腰酸。近一周来腰痛明显加剧,入院。

体格检查:T 36.5℃,P 80 次/分,R 16 次/分,BP 140/95mmHg。全身水肿,面色苍白,心肺未见异常,腹平软。

B 超检查:示双肾大小未见明显异常。

实验室检查:血红蛋白 114.0g/L,红细胞 3.36×10^{12}/L,白细胞 8.3×10^9/L,血小板187×10^9/L,尿蛋白(++);镜检:尿红细胞 10~20/HP、尿白细胞 0~1/HP、颗粒管型 0~1/HP,24 小时蛋白 3g。血肌酐 158.3μmol/L,血尿素 8.8mmol/L、白蛋白 36g/L。大便常规,血电解质,凝血功能检查未见明显异常。

【病例分析】

1. 根据病史　间歇性水肿多年伴反复腰痛腰酸。

2. 体检　全身水肿,面色苍白,血压增高。

3. 实验室检查　尿蛋白(++),血肌酐、血尿素氮增高,尿沉渣镜检尿红细胞增多、颗粒管型增多。

【诊断依据】

1. 诊断标准　尿液实验室常规检查异常(蛋白尿、血尿),伴或不伴水肿及高血压病史达 3 个月以上,无论有无肾功能损害,在除外继发性及遗传性肾小球肾炎后,临床上可诊断为慢性肾炎。

2. 诊断步骤　①根据水肿病程长短,水肿情况,血压情况,尿蛋白、尿红细胞增高,肾功能增高。②注意与高血压病肾损害、继发性肾小球肾炎和慢性肾盂肾炎鉴别诊断。

3. 初步诊断　慢性肾小球肾炎(慢性肾炎)。

4. 进一步检查　①针对本病例持续监控血压,防止肾功能急性恶化。②定期检查肾功能指标,防止感染、劳累等可能导致病情急剧恶化的诱因。③注意与高血压病肾损害、继发性肾小球肾炎或慢性肾盂肾炎鉴别诊断。

【鉴别诊断】

慢性肾炎主要与下列疾病鉴别:

1. 高血压病肾损害　多先有高血压病史,继而出现肾损害表现。尿改变轻微,常先有肾小管功能损害,多同时伴有高血压病的心脑并发症。

2. 继发性肾小球肾炎　如继发于系统性红斑狼疮等,临床应有原发病的表现。

3. 慢性肾盂肾炎　多有反复发作尿路感染史,尿细菌学检查常阳性,B 超或 IVP 可见双侧肾脏不对称缩小。

【病例三】

患者女性,32 岁。主诉:咽痛、乏力、全身水肿 2 周。2 周前因着凉,出现咳嗽、咽痛,自服"感冒药"症状缓解,但逐渐出现乏力、眼睑及双踝水肿。发病以来每日尿量约 800ml,尿中有较多白色泡沫,未见肉眼血尿。既往体健,无特殊病史。

体格检查:T 37.2℃,P 86 次/分,R 20 次/分,BP 140/100mmHg。结膜略苍白,眼睑及双踝部凹陷性水肿,心肺腹未见明显异常,双肾区轻叩痛。

B 超检查:示双肾增大,左肾 12.8cm×5.7cm×6.3cm,右肾 13.7cm×5.6cm×6.0cm。

实验室检查:尿液:尿蛋白(+++)、尿白细胞 1~3 个/HP、尿红细胞 12~25 个/HP、颗粒管型 0~2/HP、透明管型 0~1/HP、24 小时尿蛋白定量 8.2g;血液:甘油三酯 2.72mmol/L、胆固醇 8.74mmol/L、总蛋白 41.5g/L、白蛋白 22g/L、球蛋白 19.5g/L、A/G 1.13。

【病例分析】

1. 根据病史 乏力、眼睑及双踝水肿。

2. 体检 高度水肿、高血压。

3. 实验室检查 大量蛋白尿,血浆白蛋白明显减低,血脂增高。

【诊断】

1. 诊断标准 肾病综合征是以:①大量蛋白尿(>3.5g/d);②低白蛋白血症(血浆白蛋白<30g/L);③水肿;④高脂血症,为基本特征的临床综合征。其中前两项为诊断的必备条件。

2. 诊断步骤 ①症状与体征:全身水肿,高血压,既往无特殊病史。②尿蛋白 3.0g/L、24 小时尿蛋白定量 12.2g/L,血浆白蛋白 22g/L。

3. 初步诊断 肾病综合征。

4. 进一步检查 ①纤维蛋白原降解产物检测、纤维蛋白原定量测定增高,凝血酶原时间异常和 FDP 测定增高作为检测辅助性指标。②应行肾活检病理学检查以明确诊断。③注意与过敏性紫癜肾炎、糖尿病肾病、系统性红斑狼疮肾炎、乙型肝炎病毒相关肾炎和肾淀粉样变性鉴别诊断。

【鉴别诊断】

需进行鉴别诊断的继发性肾病综合征病因主要包括以下疾病:

1. 过敏性紫癜肾炎 好发于青少年,有典型的皮肤紫癜,伴关节痛、腹痛及黑便,典型皮疹有助于鉴别诊断。

2. 系统性红斑狼疮肾炎 好发于青少年和中年女性,依据多系统受损的临床表现和免疫学检查可检出多种自身抗体。

3. 乙型肝炎病毒相关肾炎 多见于儿童及青少年,常见病理类型为膜性肾病,其次为系膜毛细血管性肾小球肾炎。

4. 糖尿病肾病 好发于中老年人,肾病综合征常见于病程 10 年以上的糖尿病患者。糖尿病病史及特征性眼底改变有助于鉴别诊断。

5. 肾淀粉样变性 好发于中老年人,是全身多器官受累的一部分。肾受累时体积增大,常呈肾病综合征。需要肾活检确诊。

【讨论】

人体肾脏有强大的储备能力,部分肾单位就可满足机体需要。因此在肾脏的轻度病变时,临床症状与体征不明显,如出现临床症状,说明肾功能减退已经达到较严重的程度。早期病变的诊断主要依靠临床生化实验室标志物的检查。

肾脏疾病的诊断应该尽可能作出病因诊断、病理诊断、功能诊断和并发症诊断,以确切反映疾病的性质和程度,为选择治疗方案和判定预后提供依据。病因诊断要注重既往肾脏病史、全身病史、药物使用史等;在病理上除了明确基本病理类型外,还需要评估活动性指标;功能诊断包括对肾小球和肾小管功能的评价。肾功能评价主要通过实验室检查实现,目前肾脏疾病的实验室检测指标种类繁多,根据试验敏感度可分为高度敏感实验、中度敏感实验、低度敏感实验,应根据患者的具体情况选用适当的检查方法,具体分类见表5-22。

表5-22 肾功能试验的敏感性分类

分类	举例	评价
高度敏感	肌酐清除率、酚磺酞排泄实验、血胱抑素 C	当功能性肾单位丧失达25%时,出现结果异常
中度敏感	血尿素、血肌酐、血尿酸	当功能性肾单位丧失达50%时,出现结果异常
低度敏感	血清磷、血清钾、浓缩-稀释实验	肾衰竭末期时,出现结果异常

临床应用时根据需要选择合适的检测指标评估肾脏结构与功能的异常改变。常见的肾功能分段检查见表5-23。

表5-23 肾功能分段检查试验

测定部位	检测功能	常用试验	其他试验
肾小球	滤过功能	内生肌酐清除率 血胱抑素 C、尿素、肌酐、尿酸测定	菊粉、尿素清除率 尿中分子物质测定
	屏障功能	尿蛋白、尿蛋白选择性指数、聚乙酰吡咯酮清除率	右旋糖酐清除率
近端肾小管	排泌功能 重吸收功能	酚磺酞排泌试验 尿氨基酸、尿葡萄糖、尿钠、尿钠排泄分数 β_2-MG 清除率	PAH 最大排泌量 葡萄糖最大重吸收量
远端肾小管(集合管)	水、电解质调节功能	尿比重、尿渗量测定 浓缩稀释试验	自由水清除率
	酸、碱平衡功能	血、尿 pH 测定 二氧化碳结合力	酸、碱负荷试验 可滴定酸测定 氨滴定测定
肾血管和肾单位等	滤过、排泌和血液循环等综合功能	肾血浆流量(PAH 清除率) 肾血流量 有效肾血流量	碘锐特清除率 酚磺酞清除率 肾同位素扫描 肾血管造影

肾脏疾病特别是急、慢性肾衰竭常可引起全身各系统并发症,因此对肾脏疾病相应并发症的检测对疾病的治疗和预后也同样重要。

【思考题】

1. 肾小球早期损伤检查实验有哪些项目?

2. 肾小球滤过、近端肾小管、远端肾小管及集合管功能有哪些实验？

3. 肾病综合征的鉴别诊断疾病有哪些？

4. 简述慢性肾炎的诊断依据。

5. 简述肾功能实验室检查项目选择及实验方法。

（浦 春）

实验 62 急性胰腺炎诊断与鉴别诊断

急性胰腺炎（acute pancreatitis, AP）是多种病因导致胰腺组织自身消化所致的胰腺水肿、出血及坏死等炎性损伤。临床以急性上腹痛、恶性、呕吐、发热及血淀粉酶或脂肪酶升高为特点。多数患者病情轻，预后好；少数患者可伴发多器官功能障碍及胰腺局部并发症，死亡率高。

胰腺炎的发生与胆石症、胆道感染、饮酒、高脂饮食、感染、手术与创伤等密切相关，在我国胆道疾病仍是胰腺炎的主要病因。胰腺炎发生首先是胰管内的胰蛋白酶原被激活，活化的胰蛋白酶催化胰酶系统、激活补体和激肽系统，进而引起胰腺局部组织炎症反应，最终导致全身的病理生理变化。这一系列全身反应释放出大量的酶（淀粉酶、脂肪酶）、激肽和缓激肽、细胞因子（TNF、IL-1、IL-6、IL-8）、炎症细胞等是诊断和评估胰腺炎严重程度的重要指标。

【目的】

1. 根据临床资料，为患者拟定实验诊断方案。

2. 培养学生将基础医学、临床医学与检验医学结合，提高综合分析能力。

3. 训练学生查阅资料文献的能力。

4. 运用所学知识和技能结合具体病例分析、设计实验，完成实验，培养学生的创新意识和创新能力。

5. 提高学生的自主学习能力、沟通能力、创新能力和团队精神。

【病例】

患者男性，50 岁，"骤发剧烈上腹痛，伴腹胀、恶心、呕吐一天"，急诊入院。患者发病当天无明显诱因突起上腹部持续绞痛，向腰部呈束带状放射疼痛，伴恶心、呕吐，吐后疼痛不缓解，蜷曲体位疼痛稍能减轻。12 小时前腹痛加重并现烦躁不安，体温升高遂来急诊。无腹泻、黑便。既往史：两年前体检 B 超发现"胆囊结石"，无不适症状，未予治疗。无肝炎史，饮酒 30 年，无糖尿病病史。无家族性传染病史。

体格检查：体温 38.7℃，P 94 次/分，R 20 次/分，BP 140/90mmHg；神志清楚，营养良好；急性痛苦面容，皮肤巩膜轻度黄染，无出血点及瘀斑，浅表淋巴结无肿大，口唇无发绀；颈软，气管居中，心肺未见异常；腹部平坦，腹肌紧张，中上腹及左上腹部压痛明显，无移动性浊音，肠鸣音消失，肝脾触诊不满意。MurpHy 征（＋），巴氏征（－）。

心电图：窦性心动过速。

腹部 CT 检查：胰管扩张，胰腺体积明显肿大，胰腺密度较均匀，胰周有少量渗出物；肝脏密度均匀，形态大小无异常；胆囊壁增厚，胆囊结石、肝内外胆管扩张。

B 超检查：胆囊增大、胆囊内有增强光团多个伴声影，胆总管扩张，直径 1.3cm，胰腺肿大。

实验室检查：血液：红细胞 4.67×10^{12}/L，血红蛋白 135g/L，白细胞 14.7×10^9/L，血小板

$210 \times 10^9/L$;淀粉酶2190U/L,脂肪酶6759U/L,总胆红素132μmol/L,结合胆红素103μmol/L,胆固醇5.8mmol/L,甘油三酯4.59mmol/L,高密度脂蛋白1.25mmol/L,低密度脂蛋白3.80mmol/L,尿素7.8mmol/L,肌酐110μmol/L,血钙1.76mmol/L。

【病例分析】

1. 根据病史　急性上腹痛,向后腰背部放射,伴恶心、呕吐,吐后疼痛不缓解,发热。

2. 体检　全腹肌紧张,压痛,反跳痛,无移动性浊音;血压增高。

3. 实验室检查　淀粉酶、脂肪酶明显增高,总胆红素增高,血白细胞明显增高,血脂增高。

4. 影像学检查　胰管扩张,胰腺体积明显肿大,胰周有少量渗出物;胆囊壁增厚,胆囊增大,胆囊内有增强光团多个伴声影,胆总管扩张,胆囊结石。

【诊断】

1. 诊断标准　诊断急性胰腺炎应具备下列3条中任意2条:①急性发作的剧烈而持续性中上腹痛;②血清淀粉酶或脂肪酶活性增高(≥参考区间上限3倍);③急性胰腺炎的典型影像学改变,排除其他急腹症可以诊断急性胰腺炎。

2. 诊断步骤　①症状与体征:急性上腹痛,恶心,呕吐,发热;②血淀粉酶、脂肪酶明显增高(≥参考区间上限3倍);③影像学示胰管扩张,胰腺体积明显肿大。

3. 初步诊断

(1)急性胰腺炎。

(2)胆囊炎、胆石症,轻度黄疸。

(3)高脂血症。

(4)高血压。

4. 病情评估　病情严重程度的评估是优化治疗、减少器官衰竭、预防并发症发生的重要措施,通过临床表现、常规生化检查、评分系统、CT、血清标志物等综合评估。

5. 进一步检查　①血清钙测定,血清钙下降与临床严重程度平行;②肾功能检查,血尿素、血肌酐升高提示伴有肾功能不全;③C-反应蛋白,判断急性胰腺炎严重情况,胰腺坏死时明显增高;④注意与消化性溃疡急性穿孔、急性胆囊炎、急性肠梗阻、心肌梗死等疾病鉴别诊断。

6. 结合典型的症状和影像学改变可以确诊急性胰腺炎。

【鉴别诊断】

急腹症、消化道脏器穿孔、胆石症和急性胆囊炎、急性肠梗阻、肠系膜血管栓塞、脾栓塞、脾破裂、高位阑尾穿孔、肾绞痛、异位妊娠破裂等。其他急性腹痛包括心绞痛、心肌梗死、肺栓塞等也要鉴别,血清淀粉酶活性增高,一般不超过参考区间上限的2倍。

【讨论】

淀粉酶和脂肪酶是诊断急性胰腺炎最常用的标志物。急性胰腺炎时血清淀粉酶于起病后2~12小时开始升高,48小时达到高峰后开始下降,持续3~5天,尿液淀粉酶于发病后12~24小时开始升高,持续3~7天。血清脂肪酶于起病24小时内升高,持续7~10天,超过正常上限3倍有诊断意义,特别是在慢性胰腺炎时,脂肪酶检测更敏感。

淀粉酶和脂肪酶联合检测对急性胰腺炎诊断的敏感性、特异性高于单独使用淀粉酶或脂肪酶检测,因此二者应联合使用。淀粉酶有腮腺型和胰腺型两种,测定淀粉酶、同工酶有利于胰腺炎的诊断。

血清胰腺相关蛋白(PAP)、尿胰蛋白酶原-2 和尿胰蛋白酶原活性肽(TAP);高敏 C-反应蛋白(hs-CRP)等有助于评估胰腺炎的病情;持续血糖升高超过 10mmol/L 表明胰腺坏死,提示预后不良。

在淀粉酶升高时应与非胰腺性淀粉酶升高疾病相鉴别。多数急腹症患者,如消化性溃疡穿孔、肠梗阻、阑尾炎、胆石症等均可以引起淀粉酶升高,但一般不超过正常参考上限的 3 倍。此外还应注意,并非所有的急性胰腺炎淀粉酶均升高,不升高的情况有:①极重症急性胰腺炎;②极轻胰腺炎;③慢性胰腺炎急性发作;④急性胰腺炎恢复期;⑤高脂血症相关性胰腺炎,甘油三酯可能抑制淀粉酶升高。

实验室检查除了测定血清酶活性外,还可以检查其他非特异的生化指标以全面反映急性胰腺炎的病理生理变化(表 5-24)。

表 5-24 急性胰腺炎常用的实验室检测指标及意义

检测指标	意义
白细胞增高	炎症或感染
C-反应蛋白 > 150mg/L	炎症、胰腺坏死
血糖(无糖尿病史) > 11.2mmol/L	胰岛素释放减少、胰腺坏死
TB、AST、ALT 增高	胆道梗阻、肝损伤
白蛋白下降	大量炎性渗出、肝损伤
尿素、肌酐增高	肾功能不全
血钙 < 2mmol/L	胰腺坏死
血 TG 增高	急性胰腺炎病因,也可能是其后果
血钠、钾异常	肾功能损伤、内环境紊乱

【思考题】
1. 简述急性胰腺炎淀粉酶检测意义。
2. 简述急性胰腺炎常用的实验室检测指标及意义。
3. 简述急性胰腺炎淀粉酶和脂肪酶联合检测意义。

(浦 春)

实验 63 急性心肌梗死的实验诊断与鉴别诊断

急性心肌梗死(acute myocardial infarction,AMI)是在冠状动脉病变的基础上,发生冠状动脉血供急剧减少或中断,使相应心肌严重而持久地缺血达 20~30 分钟以上所导致的部分心肌急性坏死。冠状动脉闭塞后 20~30 分钟,心肌开始坏死,1 小时后心肌凝固性坏死,心肌间质充血、水肿、炎性细胞浸润。以后坏死心肌逐渐溶解,形成肌溶灶,随后渐有肉芽组织形成,坏死组织约 1~2 周后开始吸收,逐渐纤维化,在 6~8 周形成瘢痕而愈合,即为陈旧性心肌梗死。

AMI 临床表现为胸痛、急性循环功能障碍,反映心肌急性缺血、损伤和坏死的一系列特征性心电图改变及血清心肌标志物的升高。心肌损伤标志物增高程度与心肌坏死范围及预后明显相关。心肌肌钙蛋白(cTnT 和 cTnI)的出现和增高是反映急性心肌梗死的敏感指标。cTnT 在起病 3~4 小时开始升高,2~5 天达高峰,持续 10~14 天;cTnI 在起病 4~6 小时升高,24 小时到达高峰,7~10 天后降至正常。临床上根据病史、典型的心电图改变以及心肌损伤标志物的检测即可明确诊断。其中后两项是与其他急性冠脉综合征(不稳定型心绞痛和非 ST 段抬高型心肌梗死)鉴别诊断的重要标准。

【目的】

1. 提高学生的自主学习能力、沟通能力、创新能力,培养学生的团队协作精神。

2. 根据临床资料,为患者拟定实验诊断方案。

3. 培养学生对急性心肌梗死的综合诊断能力。

4. 掌握急性心肌梗死、不稳定型心绞痛和非 ST 段抬高型心肌梗死的诊断与鉴别诊断。

5. 加强学生对急性心肌梗死实验诊断的实践技能训练。

【病例一】

患者男性,65 岁,持续心前区痛 5 小时。5 小时前即午饭后突感心前区痛,伴左肩臂酸胀,自含硝酸甘油 1 片未见好转,伴憋气、乏力、出汗,二便正常。既往高血压病史 6 年,最高血压 160/100mmHg,未规律治疗,糖尿病病史 5 年,一直口服降糖药物治疗,无药物过敏史,吸烟 10 年,每日 20 支左右,不饮酒。

体格检查:T 37℃,P 100 次/分,R 24 次/分,BP 150/90mmHg,半卧位,无皮疹及出血点,全身浅表淋巴结不大,巩膜无黄染,口唇稍发绀,未见颈静脉怒张,心叩不大,心率 100 次/分,律齐,心尖部 Ⅱ/6 级收缩期吹风样杂音,两肺叩清,两肺底可闻及细小湿啰音,腹平软,肝脾未及,双下肢不肿。

心电图:$V_1 \sim V_5$ ST 段弓背抬高,出现宽大畸形的 Q 波,T 波倒置。

实验室检查:红细胞 4.66×10^{12}/L,血红蛋白 145g/L,白细胞 11.7×10^9/L,中性粒细胞比率 85%,淋巴细胞比率 15%,血小板 232×10^9/L,CK-MB 81U/L,LD 520U/L,cTnI 3.5μg/L,C-反应蛋白 3.5mg/L,胆固醇 6.94mmol/L,甘油三酯 2.41mmol/L,高密度脂蛋白 0.61mmol/L,低密度脂蛋白 4.70mmol/L。

【病例分析】

1. 症状与体征

(1)老年男性,持续心绞痛 5 小时不缓解,口服硝酸甘油无效。

(2)有急性左心衰表现,憋气、半卧位,口唇稍发绀,两肺底细小湿啰音。

(3)高血压病 2 级(极高危组),有糖尿病和吸烟等冠心病危险因素。

(4)典型的心电图改变,$V_1 \sim V_5$ ST 段弓背抬高,出现宽大畸形的 Q 波,T 波倒置。

2. 实验室检查 CK-MB、LD_1、cTnI 增高,提示有心肌梗死的发生。C-反应蛋白和血脂升高均提示存在冠心病的相关因素,是病因学的检测指标。

【诊断】

根据病例资料,心电图和实验室检测,该患者可诊断为:

1. 冠心病,急性心肌梗死。

2. 高血压病 2 级(极高危组)。

3. 高脂血症。

【病例二】

患者男性,60 岁,"心前区痛一周,加重 2 天"。一周前开始在骑车上坡时感到心前区痛,并向左肩放射,经休息可缓解,两天来走路快时亦有类似情况发作,每次持续 3 ~ 5 分钟,含硝酸甘油迅速缓解,为诊治来诊。发病以来进食好,二便正常,睡眠可,体重无明显变化。既往有高血压病史 5 年,血压 150 ~ 180/90 ~ 100mmHg,无冠心病史,无药物过敏史,吸烟十几年,1 包/天,其父有高血压病史。

体格检查:T 36.5℃,P 84 次/分,R 18 次/分,BP 180/100mmHg,一般情况好,无皮疹,浅

表淋巴结未触及,巩膜不黄,心界不大,心率 84 次/分,律齐,无杂音,肺叩清,无啰音,腹平软,肝脾未触及,下肢不肿。

心电图:$V_4 \sim V_6$ ST 压低 0.15mV,T 波直立。

实验室检查:红细胞 4.96×10^{12}/L,血红蛋白 125g/L,白细胞 6.7×10^9/L,中性粒细胞比率 67%,淋巴细胞比率 30%,单核细胞 3%,血小板 210×10^9/L。

血 cTnI 0.15μg/L,胆固醇 5.94mmol/L,甘油三酯 2.71mmol/L,高密度脂蛋白 0.76mmol/L,低密度脂蛋白 3.79mmol/L。

【病例分析】

1. 症状与体征　冠心病常有典型的心绞痛发作,既往无心绞痛史,在一个月内新出现的由体力活动所诱发的心绞痛,休息和用药后能缓解。查体:心界不大,心律齐,无心力衰竭表现。典型心电图改变,ST 段压低 > 0.1mV。

高血压病 3 级(极高危组):血压达到 3 级,高血压标准(收缩压 ≥ 180mmHg)而未发现其他引起高血压的原因,有心绞痛。

2. 实验室检查　心肌损伤标志物未见异常,说明心肌缺血是短暂一过性的,结合心绞痛症状和特征性心电图,可以诊断为不稳定型心绞痛。血脂升高,为冠心病的病因和危险因素。

【诊断】

1. 冠心病:不稳定型心绞痛(初发劳力型)。

2. 高血压病 3 级(极高危组)。

3. 高脂血症。

【鉴别诊断】

急性心肌梗死:WHO 诊断标准:①典型的临床表现;②特征性的心电图改变;③血清心肌标志物水平动态改变。3 项中具备 2 项即可确诊。需与心绞痛,特别是不稳定型心绞痛相鉴别。也要注意与主动脉夹层、急性肺动脉栓塞、急性心包炎、急腹症相鉴别。通过特征性心电图改变以及心肌损伤标志物的检测即可与上述疾病鉴别。

【讨论】

通过临床表现,心电图以及心肌损伤的实验室检查即可对急性心肌梗死以及其他急性冠脉综合征作出诊断。实验检测指标包括血液常规检测和心肌损伤标志物检测以及其他生化指标的检测。

1. 血液常规检验　起病 24 ~ 48 小时内,白细胞增多,主要是中性粒细胞增多,嗜酸细胞减少或消失;红细胞沉降率加快,一般在数日后增加,可持续 1 ~ 3 周,能反映坏死组织的被吸收过程。

2. 心肌损伤标志物

(1)心肌肌钙蛋白 T 或 I(cTnT/cTnI):肌钙蛋白是目前临床特异性较好的诊断性心肌损伤标志物,肌钙蛋白对微小的、小灶性心肌梗死的诊断有重要价值,也是鉴别不稳定型心绞痛与非 ST 段抬高型心肌梗死的主要标准。不稳定型心绞痛,心肌损伤标志物一般变化不大;若 cTnT 及 cTnI 增高超过参考区间 3 倍,可考虑非 ST 段抬高型心肌梗死。

cTnT 及 cTnI 的动态变化与心肌梗死时间、梗死范围大小、溶栓治疗及再灌注有密切关系,因其诊断窗口期长(cTnT 为 5 ~ 14 天,cTnI 为 4 ~ 10 天),对在此期间出现的胸痛,判断是否有新的梗死不利;但对监测溶栓治疗和诊断胸痛发生后 1 ~ 2 周内的亚急性心肌梗死有一定的意义。

（2）血清肌红蛋白（Mb）或血清心型游离脂肪酸结合蛋白（h-FABP）：广泛分布于心肌和骨骼肌的胞浆中。在心肌损伤后很快释放入血，一般在胸痛发作后 0.5 ~ 2 小时即可在血液中检测到浓度的升高，4 ~ 12 小时达高峰，24 ~ 48 小时恢复正常。但是肌红蛋白并非为心肌特有，因此特异性差。由于血清 Mb 比 CK-MB 升高早，因而对患者的早期诊断和静脉溶栓治疗有着重要的意义。Mb 在 AMI 早期升高幅度大，下降又比其他酶快，如在短时间内获得再次升高的峰值，可判断梗死的扩展或再梗死。

（3）肌酸激酶 MB 型同工酶（CK-MB）：心肌损伤 3 ~ 6 小时后开始增高，24 小时内达峰值，48 ~ 72 小时降至正常水平。由于其高峰出现早，消失快，对诊断发病较长的 AMI 时有困难，但对心肌再梗死的诊断有重要价值。临床常用方法有免疫抑制法和质量检测方法。免疫抑制法原理是采用 CK-M 抗体抑制 M 亚基活性后，通过酶偶联法检测 CK-B 亚基换算出 CK-MB 活性；质量检测法原理是利用 CK-MB 单克隆抗体与 CK-MB 的特异性结合来检测 CK-MB 质量；质量检测法优于免疫抑制法。

（4）心肌酶：心肌酶检测中 CK、AST、LD，其特异性及敏感性均不如上述心肌损伤标志物，但仍有参考价值。三者在 AMI 时发病后 6 ~ 10 小时开始升高；按顺序分别于 12 小时、24 小时及 2 ~ 3 天内达高峰；又分别于 3 ~ 4 天、3 ~ 6 天及 1 ~ 2 周降至正常。

（5）B 型利钠肽（BNP）：BNP 是心肌梗死后心功能衰竭的监测和预后判断的指标。AMI 发病早期（6 ~ 24 小时）BNP 水平即明显升高，1 周后达高峰，但此时临床可能不一定有心衰表现；BNP 水平还可以反映梗死面积和严重程度。

正常时 BNP 以前体（pro-BNP）的形式储存在心肌细胞中，当心室内压力增高，容积增大时，pro-BNP 被水解后成为有生理活性的 BNP 和氨基端（NT-pro-BNP）两个片段并释放入血。因此，血中 BNP 或 NT-proBNP 浓度测定是诊断心衰最好的临床生化指标。BNP 或 NT-proBNP 升高的幅度可以预测心肌梗死后发生心力衰竭和死亡的危险性。BNP 半衰期为 20 分钟，而 NT-proBNP 半衰期为 120 分钟，并在血浆中不易降解，更有实用价值。因此，心肌梗死患者要同时检测 BNP 或 NT-ProBNP，有助于心力衰竭的诊断。

由于 BNP 半衰期短，稳定性差，对标本血浆要求快速分离，同时加入抑肽酶防止降解，并且全程最好低温处理。标本采集时，抗凝剂为 1.5g/L 的 EDTA 30μl，另加入 500KIU/ml 的抑肽酶 50μl，采集静脉血 3ml，混匀后在 4℃，3000r/min 离心 10 分钟，立即测定或置 -40℃ 保存备用。

3. 其他 高敏 C-反应蛋白、肌凝蛋白轻链或重链等 AMI 后均增高。高敏 C-反应蛋白水平不仅有助于急性心肌梗死的诊断，也有助于判断 AMI 的面积、疗效及预后。此外，在 AMI 时，由于应激反应，血糖也可升高，糖耐量可暂时降低，2 ~ 3 周后恢复正常。此外血清脂质、同型半胱氨酸均与动脉粥样硬化性心脑血管疾病密切相关，是冠心病的危险因素。因此血清脂质、同型半胱氨酸检测有助于明确病因以及疾病预后的判断。

【思考题】

1. 心肌损伤后最早释放进入血液的标志物有哪些？各自的优缺点及临床应用意义如何？

2. 简述心肌肌钙蛋白检测的种类及临床意义。

3. 简述心功能衰竭的监测和预后判断的指标及临床意义。

4. 简述 CK-MB 临床检测常用方法原理及应用。

（浦 春）

附　录

附录 1　临床生物化学检验常用缓冲液的配制

磷酸氢二钠-磷酸二氢钾缓冲液(0.1mol/L)

pH(20℃)	0.1mol/L Na$_2$HPO$_4$(ml)	0.1mol/L KH$_2$PO$_4$(ml)
5.29	2.5	97.5
5.59	5.0	95.0
5.91	10.0	90.0
6.24	20.0	80.0
6.47	30.0	70.0
6.64	40.0	60.0
6.81	50.0	50.0
6.98	60.0	40.0
7.17	70.0	30.0
7.38	80.0	20.0
7.73	90.0	10.0
8.04	95.0	5.0
8.34	97.5	2.5

磷酸氢二钠-柠檬酸缓冲液

pH	0.2mol/L Na$_2$HPO$_4$·12H$_2$O(ml)	0.1mol/L 柠檬酸·H$_2$O(ml)
2.2	4.0	196.0
2.4	12.4	187.6
2.6	21.8	178.2
2.8	31.7	168.3
3.0	41.1	158.9
3.2	49.3	150.7
3.4	57.0	143.0
3.6	64.4	135.6
3.8	71.0	129.0
4.0	77.1	122.9
4.2	82.8	117.2
4.4	88.2	111.8

pH	0.2mol/L Na$_2$HPO$_4$·12H$_2$O(ml)	0.1mol/L 柠檬酸·H$_2$O(ml)
4.6	93.5	106.5
4.8	98.6	101.4
5.0	103.0	97.0
5.2	107.2	92.8
5.4	111.5	88.5
5.6	116.0	84.0
5.8	120.9	79.1
6.0	126.3	73.7
6.2	132.2	67.8
6.4	138.5	61.5
6.6	145.5	54.5
6.8	154.5	45.5
7.0	164.7	35.3
7.2	173.9	26.1
7.4	181.7	18.3
7.6	187.3	12.7
7.8	191.5	8.5
8.0	194.5	5.5

三羟甲基氨基甲烷(Tris)-盐酸缓冲液(每种混匀用去离子水稀释至100ml)

pH(23℃)	pH(37℃)	0.1mol/L Tris(ml)	0.1mol/LHCl(ml)
7.20	7.05	50.0	45.0
7.36	7.22	50.0	42.5
7.54	7.40	50.0	40.0
7.66	7.52	50.0	37.5
7.77	7.63	50.0	35.0
7.87	7.73	50.0	32.5
7.96	7.82	50.0	30.0
8.05	7.90	50.0	27.5
8.14	8.00	50.0	25.0
8.23	8.10	50.0	22.5
8.32	8.18	50.0	20.0
8.40	8.27	50.0	17.5
8.50	8.37	50.0	15.0
8.62	8.48	50.0	12.5
8.74	8.60	50.0	10.0
8.92	8.78	50.0	7.5
9.10	8.95	50.0	5.0

乙酸钠-乙酸缓冲液(0.2mol/L)

pH(25℃)	0.2mol/L CH₃COOH(ml)	0.2mol/L CH₃COONa(ml)
3.6	92.5	7.5
3.8	88.0	12.0
4.0	82.0	18.0
4.2	73.5	26.5
4.4	63.0	37.0
4.6	52.0	48.0
4.8	41.0	59.0
5.0	30.0	70.0
5.2	21.0	79.0
5.4	14.0	86.0
5.6	9.0	91.0
5.8	6.0	94.0

碳酸钠-碳酸氢钠缓冲液(0.1mol/L)

pH(20℃)	0.1mol/L Na₂CO₃(ml)	0.2mol/L NaHCO₃(ml)
9.16	10.0	90.0
9.40	20.0	80.0
9.51	30.0	70.0
9.78	40.0	60.0
9.90	50.0	50.0
10.14	60.0	40.0
10.28	70.0	30.0
10.53	80.0	20.0
10.83	90.0	10.0

硼酸-硼砂缓冲液

pH	0.2mol/L 硼酸(ml)	0.05mol/L 硼砂(ml)
7.4	90.0	10.0
7.6	85.0	15.0
7.8	80.0	20.0
8.0	70.0	30.0
8.2	65.0	35.0
8.4	55.0	45.0
8.7	40.0	60.0
9.0	20.0	80.0

硼砂-盐酸缓冲液

pH(20℃)	0.2mol/L 硼砂(ml)	0.1mol/L HCl(ml)
7.93	55.0	45.0
8.13	57.5	42.5
8.27	60.0	40.0
8.49	65.0	35.0
8.67	70.0	30.0
8.79	75.0	25.0
8.89	80.0	20.0
8.99	85.0	15.0
9.07	90.0	10.0
9.15	95.0	5.0

巴比妥钠-盐酸缓冲液

pH(25℃)	0.1mol/L 巴比妥钠(ml)	0.1mol/L HCl(ml)
7.0	53.6	46.4
7.2	55.4	44.6
7.4	58.1	41.9
7.6	61.5	38.5
7.8	66.2	33.8
8.0	71.6	28.4
8.2	76.9	23.1
8.4	82.3	17.7
8.6	87.1	12.9
8.8	90.8	9.2
9.0	93.6	6.4

甘氨酸-盐酸缓冲液(0.1mol/L)(每种混匀用去离子水稀释至100ml)

pH(25℃)	0.2mol/L 甘氨酸(ml)	0.2mol/L HCl(ml)
2.0	50.0	44.0
2.4	50.0	32.4
2.6	50.0	24.2
2.8	50.0	16.8
3.0	50.0	11.4
3.2	50.0	8.2
3.4	50.0	6.4
3.6	50.0	5.0

柠檬酸钠-盐酸缓冲液

pH(18℃)	0.1mol/L 柠檬酸钠(ml)	0.1mol/L HCl(ml)
1.17	10.0	90.0
1.93	20.0	80.0
2.97	30.0	70.0
3.69	40.0	60.0
4.16	50.0	50.0
4.45	60.0	40.0
4.65	70.0	30.0
4.83	80.0	20.0

柠檬酸钠-氢氧化钠缓冲液

pH(20℃)	0.1mol/L 柠檬酸钠(ml)	0.1mol/L NaOH(ml)
5.11	90.0	10.0
5.31	80.0	20.0
5.57	70.0	30.0
5.98	60.0	40.0
6.34	55.0	45.0
6.69	52.5	47.5

（李 莉）

附录2　临床生物化学检验常用英文术语缩写

4NP-G_7	4-nitrophenyl-α-malto-heptaoside	对-硝基苯麦芽庚糖苷
17-KS	17-ketosteroid	17-酮类固醇
17-OHCS	17-hydroxycorticosteroid	17-羟皮质类固醇
AAS	atomicabsorptionspectroscopy	原子吸收分光光度法
AB	actual bicarbonate	实际碳酸氢盐
AChE	acetylcholine esterase	乙酰胆碱酯酶
ACP	acid phosphatase	酸性磷酸酶
Acr	acrylamide	丙烯酰胺
ACTH	adrenocorticotropic hormone	促肾上腺皮质激素
AES	atomic emission spectrometry	原子发射光谱法
AFP	Alpha(α)-fetoprotein	甲胎蛋白
AFU	α-L-fucosidase	α-L-岩藻糖苷酶
A/G	Albumin/globulin	白蛋白/球蛋白
AG	anion gap	阴离子间隙
AGE	agarose gel electrophoresis	琼脂糖凝胶电泳
Alb	Albumin	白蛋白
ALD	alcoholic liver disease	乙醇性肝病
ALP	alkaline phosphatase	碱性磷酸酶
ALT	alanine aminotransferase	丙氨酸氨基转移酶
AMG	α_1-microglobulin(α_1-MG)	α_1-微球蛋白
AMI	acute myocardial infarction	急性心肌梗死
AMR	analytical measure range	分析测量范围
AMY	amylase	淀粉酶
Ang I	angiotensin	血管紧张肽 I
AP	ammonium persulfate	过硫酸铵
Apo	apolipoprotein	载脂蛋白
AST	aspartate aminotransferase	天冬氨酸氨基转移酶
B	biotin	生物素
BAO	basal acid output	基础胃酸分泌量
BB	buffer base	缓冲碱
BCG	bromcresol green	溴甲酚绿
BCP	bromcresol purple	溴甲酚紫
BD	base deficit	碱不足
BE	base excess	剩余碱
Bil	bilirubin	胆红素

Bis	bisacrylamide	双丙烯酰胺
BMG	β_2-microglobulin（β_2-MG）	β_2-微球蛋白
BNP	brain natriuretic peptide	脑钠肽
BOD	bilirubin oxidase	胆红素氧化酶
BSA	bovine serum albumin	牛血清白蛋白
CA	catecholamines	儿茶酚胺类激素
CAME	cellulose acetate membrane	醋酸纤维素薄膜
CAME	cellulose acetate membrane electrophoresis	醋酸纤维素薄膜电泳
C_{cr}	endogenous creatinine clearance rate	内生肌酐清除率
CE	cholesterol ester	胆固醇酯
CEA	carcinoembryonic antigen	癌胚抗原
ChE	cholinesterase	胆碱酯酶
Chol	cholesterol	胆固醇
CK	creatine kinase	肌酸激酶
CLIA	chemiluminescence immunoassay	化学发光免疫法
CM	chylomicrons	乳糜微粒
CO_2CP	carbon dioxide combining power	二氧化碳结合力
HbCO	carboxyhemoglobin	碳氧血红蛋白
CP	ceruloplasmin	铜蓝蛋白
CRM	certified reference material	有证参考物质
CRP	C-reactive protein	C-反应蛋白
CRR	clinical reportable range	临床可报告范围
cTnI	cardial troponin I	心肌肌钙蛋白 I
cTnT	cardial troponin T	心肌肌钙蛋白 T
CV	coefficient variation	变异系数
CysC	cystatin C	胱抑素 C
DB	direct bilirubin	结合胆红素
DELFIA	dissociation enhanced lanthanide fluoro immunoassay	解离-增强-镧系荧光免疫分析法
DM	diabetes mellitus	糖尿病
DMSO	dimethyl sulfoxide	二甲亚砜
DNS-Cl	dimethylaminonaphtalene-5-sulfonyl chloride	二甲基氨基萘磺酰氯
DNPH	dinitrophenylhydrazone	二硝基苯腙
DTB	ditaurobilirubin	二牛磺酸胆红素
E_2	estradiol-17β	雌二醇
EBM	evidence-based medicine	循证医学
ECLIA	electrochemiluminescent immunoassay	电化学发光免疫分析
EIA	enzyme immunoassay	酶免疫分析
ELISA	enzyme-linked immunosorbent assay	酶联免疫吸附分析
EMIT	enzyme-multiplied immunoassay technique	酶放大免疫测定技术

FC	free cholesterol	游离胆固醇
FCM	flow cytometry	流式细胞术
FFA	free fatty acid	游离脂肪酸
FG	free glycerol	游离甘油
FIA	fluorescence immunoassay	荧光免疫测定法
FPG	fasting plasma glucose	空腹血糖
FPIA	fluorescence polarization immunoassay	荧光偏振免疫分析
FT_4	free tetraiodothyronine	游离甲状腺素
GC	gas chromatography	气相色谱
GFR	glomerular filtration rate	肾小球滤过率
GGT	γ- glutamytransferase	γ-谷氨酰基转移酶
GH	growth hormone	生长激素
GHb	glycohemoglobin	糖化血红蛋白
GK	glycerokinase	甘油激酶
GLDH	glutamic dehydrogenase	谷氨酸脱氢酶
GOD	glucose oxidase	葡萄糖氧化酶
GPO	glycerophosphate oxidase	磷酸甘油氧化酶
GSH	reduced glutathione	还原型谷胱甘肽
GSP	glycated serum protein	糖化血清蛋白
Hb	hemoglobin	血红蛋白
HbO_2	oxyhemoglobin	氧合血红蛋白
hCG	human chorionic gonadotropin	人绒毛膜促性腺激素
HDL	high density lipoprotein	高密度脂蛋白
HDL- C	high density lipoprotein cholesterol	高密度脂蛋白胆固醇
HE	hepatic encephalopathy	肝性脑病
HK	hexokinase	己糖激酶
Hp	haptoglobin	结合珠蛋白
HPGC	high performance gas chromatography	高效气相色谱
HPLC	high- performance liquid chromatography	高效液相色谱
HRP	horseradish peroxidase,	辣根过氧化物酶
IDL	intermediate density lipoprotein	中间密度脂蛋白
IEC	ion exchange chromatography	离子交换层析
IEF	isoelectric focusing electrophoresis	等电聚焦电泳
IFG	impaired fasting glycemia	空腹血糖受损
IGGT	intravenous glucose tolerance test	静脉注射葡萄糖耐量试验
INT	iodonitrotetrazolium	氯化碘代硝基四唑蓝
IRI	ischemia reperfusion injury	缺血-再灌注损伤
ISE	ion- selective electrodes	离子选择性电极
IT	immunoturbidimetry	免疫透射比浊法

ITT	insulin tolerance test	胰岛素耐量试验
17-KS	17-ketosteroids	17-酮类固醇
LC	liquid chromatography	液相层析
LD	lactic acid dehydrogenase	乳酸脱氢酶
LDL	low density lipoprotein	低密度脂蛋白
LDL-C	low density lipoprotein cholesterol	低密度脂蛋白胆固醇
LH	luteinizing hormone	黄体生成素
LIA	luminescent immunoassay	发光免疫分析
LLD	lower limit of detection	检测低限
LP	lipoprotein	脂蛋白
LP-X	lipoprotein-X	脂蛋白-X
LPL	lipoprotein lipase	脂蛋白脂肪酶
LPS	lipopolysaccharide	脂多糖
MAO	monoamine oxidase	单胺氧化酶
MAO	maximal acid output	最大胃酸分泌量
Mb	myoglobin	肌红蛋白
MHb	methemoglobin	高铁血红蛋白
NAD	nicotinamide adenine dinucleotide	辅酶 I
NADH	nicotinamide adenine dinucleotide reduced form	还原型辅酶 I
NADP	nicotinamide adenine dinucleotide phosphate	辅酶 II
NADPH	nicotinamide adenine dinucleotide phosphate reduced form	还原型辅酶 II
NAG	N-acetyl-β-glucosaminidase	N-乙酰-β-氨基葡萄糖苷酶
NBT	nitrobluetetrazolium	硝基四唑氮蓝
NO	nitric oxide	一氧化氮
NP	natriuretic peptide	利钠肽
NS	nephrotic syndrome	肾病综合征
OGTT	oral glucose tolerance test	口服葡萄糖耐量试验
P_{50}	partialpressure of oxygen of hemoglobin 50% oxygen saturation	血红蛋白50%氧饱和度时氧分压
PAGE	polyacrylamide gel electrophoresis	聚丙烯酰胺凝胶电泳
PAO	peak acid output	高峰胃酸分泌量
PaO_2	partial pressure of arterial oxygen	动脉血氧分压
PCO_2	partial pressure of carbon dioxide	二氧化碳分压
PEG	polyethylene glycol	聚乙二醇
pHNR	non-respiration pH	非呼吸性 pH
PMS	phenazine methyl sulfate	吩嗪二甲酯硫酸盐
POD	peroxidase	过氧化物酶
PRL	prolactin	泌乳素
pre-alb	prealbumin	前白蛋白
PSA	prostate specific antigen	前列腺特异性抗原

RBP	retinol binding protein	视黄醇结合蛋白
RIA	radio immunoassay	放射免疫分析
SA	streptavidin	链霉亲和素
$SatO_2$	oxygen saturation	氧饱和度
SB	standard bicarbonate	标准碳酸氢盐
SD	standard deviation	标准差
SDS	sodium dodecyl sulfate	十二烷基硫酸钠
T	testosterone	睾酮
T_3	3,5,3′-triiodothyronine	三碘甲状腺原氨酸
T_4	thyroxine 或 3,5,3′5′-tetraiodothyronine	甲状腺素
TB	total bilirubin	总胆红素
TBA	total bile acids	总胆汁酸
TBG	thyroxine binding globulin	甲状腺素结合球蛋白
TC	total cholesterol	总胆固醇
TCO_2	total carbon dioxide	二氧化碳总量
TDM	therapeutic drug monitoring	治疗药物监测
TEMED	tetramethylethylenediamine	四甲基乙二胺
Tf	transferrin	转铁蛋白
TG	triglyceride	甘油三酯
Tg	thyroglobulin	甲状腺球蛋白
TgA	thyroglobulin antibody	甲状腺球蛋白抗体
TEMED	tetramethylethylenediamine	四甲基乙二胺
TIBC	total iron binding capacity	总铁结合力
TRFIA	time-resolved fluoro immunoassay	时间分辨荧光免疫分析
Tris	tris(Hydroxymethyl)amino-methane	三羟甲基氨基甲烷
TSH	thyroid stimulating hormone	促甲状腺激素
UA	uric acid	尿酸
UAER	urinary albumin excretion rate	尿白蛋白排泄率
UDP	uridine diphosphate	尿苷二磷酸
UDPG	uridine diphosphate glucose	尿苷二磷酸葡萄糖
Ve	elution volume	洗脱体积
Vi	inner volume	内水体积
VIS	Variance index score	变异指数得分
VLDL	very low density lipoprotein	极低密度脂蛋白
VMA	vanillylmandelic acid	香草扁桃酸
Vo	out volume	外水体积

（李　莉）

参考文献

1. 叶应妩,王毓三,申子瑜. 全国临床检验操作规程. 第 3 版. 南京:东南大学出版社,2006.
2. 钱士匀. 临床生物化学和生物化学检验实验指导. 第 2 版. 北京:人民卫生出版社,2003.
3. 张龙翔. 生化实验方法和技术. 北京:高等教育出版社,1982.
4. 姜旭淦. 临床生物化学检验实验指导. 第 2 版. 北京:中国医药科技出版社,2010.
5. 钱士匀. 临床生物化学检验实验指导,第 4 版. 北京:人民卫生出版社,2011.
6. 李艳,李山. 临床实验室管理学. 北京:人民卫生出版社,2012.
7. 李雅江,赵朝贤. 临床生物化学检验实验. 武汉:华中科技大学出版社,2013.
8. 府伟灵,徐克前. 临床生物化学检验. 第 5 版. 北京:人民卫生出版社,2012.
9. 卢健. 细胞与分子生物学实验教程. 北京:人民卫生出版社,2010.
10. 涂植光. 临床检验生物化学. 北京:高等教育出版社,2006.
11. 陈灏珠,林果为,王吉耀. 实用内科学. 第 14 版. 北京:人民卫生出版社,2013.
12. 葛均波,徐永健. 内科学. 第 8 版. 北京:人民卫生出版社,2013.
13. 王斌全. 国家医师资格考试模拟试卷:临床执业医师. 北京:人民卫生出版社,2013.
14. 邹德琴. 化学发光免疫法监测地高辛血药浓度及其结果分析. 北方药学,2013,10(2):84.
15. 许贤瑞,董通,张庆,等. RP-HPLC 法同时测定人血清和脑脊液中苯巴比妥、苯妥英钠和卡马西平浓度. 宁夏医科大学学报,2011,4:360-363.
16. 张丽梅,李俊,武俊. 双波长分光光度法考察二羟丙茶碱注射液与盐酸莫西沙星氯化钠注射液配伍的稳定性. 医药导报,2011,30(10):1365-1366.
17. 孙淑萍,李胜利,张从芬,等. 双波长紫外分光光度法测定家兔隔室模型血清茶碱浓度及其药动学参数. 蚌埠医学院学报,2013,38(5):597-600.
18. 李呈瑞,王天成,寇丽筠,等. 化学发光酶免疫法测定地高辛. 中华医学检验杂志,1996,19(1):25-27.
19. 李朋梅,张相林,唐崑,等. 高效液相色谱法同时测定苯巴比妥、卡马西平及苯妥英钠的血药浓度. 中日友好医院学报,2007,21(5):312-315.
20. 杨国珍,李兴. 临床生物化学检验实验指导. 北京:科学出版社,2012.
21. 张秀明,黄宪章,曾方银,等. 临床生化检验诊断学. 北京:人民卫生出版社,2012.
22. 郑铁生,林雪松. 临床生物化学检验实验指导. 北京:高等教育出版社,2012.
23. 郭子林,马玉玲,吴福国,等. 原发性肝癌肝型碱性磷酸酶凝集素亲和层析测定及临床意义. 中国慢性病预防与控制,2002,10(1):17-19.
24. NCCLS document EP6-P2,Evaluation of the linearity of quantitative analytical methods;proposed guideline. 2nd ed. USA,2001.
25. NCCLS document EP5-A2,Evaluation of precision performance of clinical chemistry devices;approved guideline. 2nd ed. USA,2004.
26. NCCLS document EP15-A2,User demonstration of performance for precision and accuracy;approved guideline. 2nd ed. USA,2004.
27. NCCLS document EP9-A2,Method comparison and bias estimation using patient samples;approved guideline. 2nd ed. USA,2002.
28. Burtis CA,Ashwood ER,Bruns DE. Tietz Fundamentals of Clinical Chemistry. 6th ed. Saunders,2008.

12检